LES EAUX MINÉRALES

DE

BALARUC-LES-BAINS

DE LEUR ACTION CURATIVE
DANS PLUSIEURS AFFECTIONS CHRONIQUES

Observations recueillies pendant les quatre dernières années

PAR

Le Dr N. GIRBAL

Médecin-Consultant à Balaruc-les-Bains.

MONTPELLIER

C. COULET, LIBRAIRE-ÉDITEUR
LIBRAIRE DE LA FACULTÉ DE MÉDECINE ET DE L'ACADÉMIE DES SCIENCES ET LETTRES
Grand'Rue, 5

PARIS

A. DELAHAYE, LIBRAIRE-ÉDITEUR
Place de l'École-de-Médecine.

1877

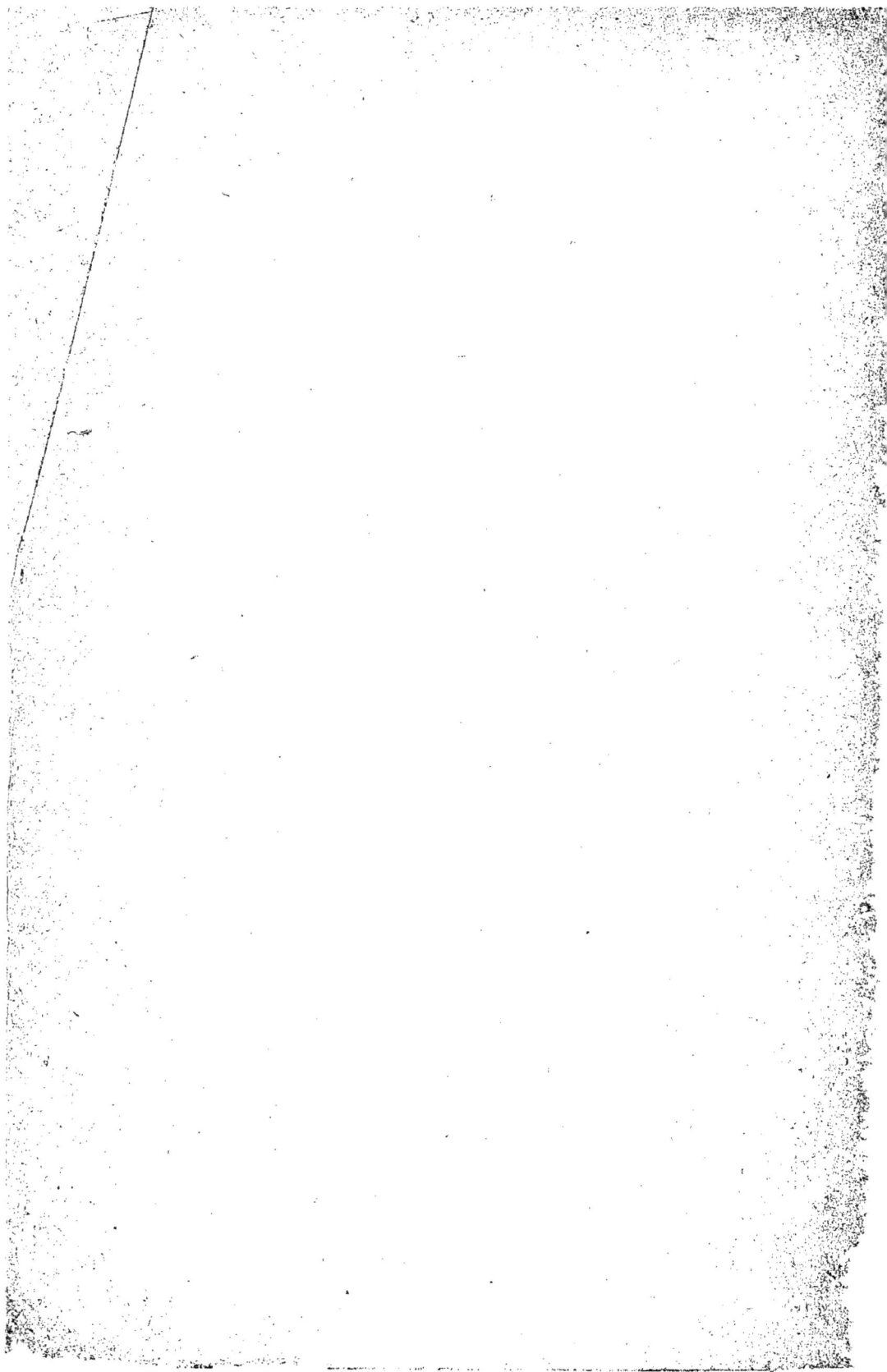

LES EAUX MINÉRALES

DE

BALARUC-LES-BAINS

Montpellier. — Typogr. Boehm et Fils.

LES EAUX MINÉRALES

DE

BALARUC-LES-BAINS

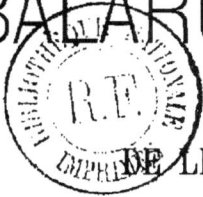

DE LEUR ACTION CURATIVE

DANS PLUSIEURS AFFECTIONS CHRONIQUES

Observations recueillies pendant les quatre dernières années

PAR

Le Dr N. GIRBAL

Médecin-Consultant à Balaruc-les-Bains.

MONTPELLIER

C. COULET, LIBRAIRE-ÉDITEUR

LIBRAIRE DE LA FACULTÉ DE MÉDECINE ET DE L'ACADÉMIE DES SCIENCES ET LETTRES

Grand'Rue, 5

PARIS

A. DELAHAYE, LIBRAIRE-ÉDITEUR

Place de l'École-de-Médecine.

1877

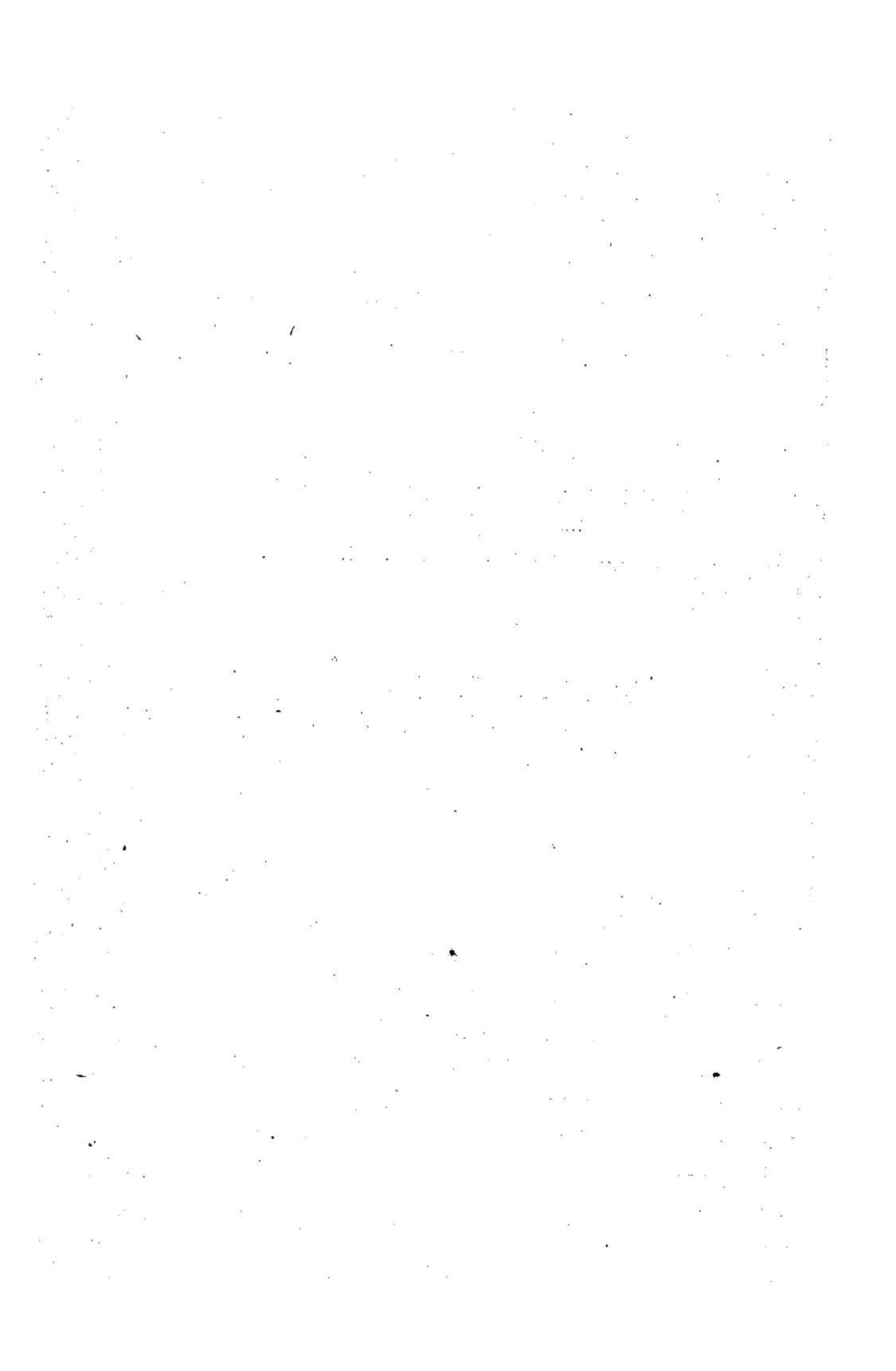

AVANT-PROPOS

Si l'on tient compte de l'importance et de la célébrité. depuis longtemps acquises, des eaux minérales de Balaruc. on doit s'attendre à rencontrer un grand nombre de monographies et de travaux répandus traitant à fond cette matière, et donnant les plus amples détails sur leurs propriétés curatives. Il n'en est rien cependant; et pour trouver quelques renseignements d'une valeur réelle au point de vue médical, il faut remonter jusqu'en 1844 et se reporter à la notice excellente, mais malheureusement trop courte, que publia à cette époque le savant inspecteur, M. le Dr Rousset. Avant lui on ne voit, en fait de publications spéciales, que celle du docteur Pouzaire, médecin de Balaruc, qui parut en 1771, et contient dix-sept observations de guérisons opérées par les eaux minérales, celle enfin plus ancienne que rédigea M. Leroy, en 1751, sous forme de Mémoire.

Ces mêmes eaux ont bien fait le sujet de quelques articles importants que l'on retrouve épars dans les anciennes collections de journaux scientifiques ; mais ces articles, ne visant qu'un petit nombre de cas particuliers, sont encore insuffisants pour fixer d'une manière précise sur la vraie sphère d'action de notre agent minéral. Tels sont l'article consigné dans les *Annales de médecine pratique de Montpellier*, tom. XIX, et la notice sur les eaux de Balaruc, par M. Fouquet, insérée dans le *Journal de Montpellier*, tom. I, pag. 99, dans laquelle il est question de vomissements chroniques guéris par la boisson minérale.

Mais cette remarquable pénurie en fait de documents sur les vertus médicatrices n'existe déjà plus lorsqu'il s'agit de publications scientifiques traitant de l'analyse chimique des eaux, de leurs propriétés physiques et des considérations géologiques que ces études suggèrent. Ici les données abondent; les travaux successifs de grands chimistes et de savants, MM. Brongniart, Saintpierre, Rousset, Marcel de Serres, Louis Figuier, ceux surtout de MM. les professeurs Béchamp et Chancel, ont fait la lumière complète sur la constitution intime et la nature de nos eaux.

Bien que ce contraste ait tout lieu d'étonner, je ne veux pas en rechercher la cause. Qu'il me suffise de dire que depuis l'écrit de M. le Dʳ Rousset, aucun travail d'un caractère vraiment médical n'a été livré au public, et que tout s'est réduit, depuis cette époque, aux rapports annuels adressés au ministère par les médecins-inspecteurs.

Ce silence m'a paru une regrettable lacune, et j'ai essayé de la combler.

Lorsqu'il s'agit d'eaux minérales et d'une médication qui peut prétendre à guérir des maladies assez souvent dissemblables, on ne saurait apporter trop de soin à caractériser leur action médicatrice, à bien préciser les limites de leurs légitimes applications. Trop de gens sont portés à faire

une confusion déplorable et à considérer ces agents natu-
rels comme un remède à tous les maux. Il en est d'autres
au contraire qui ne croient pas facilement qu'un liquide,
toujours le même, puisse convenir dans divers cas; partant
ils n'accordent aucune confiance aux médications thermales,
et mettent sur le compte de l'influence du voyage, du changement d'air et du climat les guérisons que l'on constate
et qu'on ne peut contester. Il n'en est rien cependant ; et
si une eau minérale n'est pas une panacée, elle n'en est
pas moins, par sa constitution chimique, par sa thermalité
et par les conditions particulières de son administration,
un agent thérapeutique d'une activité réelle et convenant
parfaitement dans certaines maladies.

J'ai donc tâché, au sujet de nos eaux, de limiter le champ
de leur action curative et de mettre en relief les seuls états
pathologiques que les témoignages de la science et mon
observation personnelle m'ont montrés justiciables, jusqu'à
une certaine mesure, de cette médication.

Mais un autre motif est venu s'ajouter pour me décider
à écrire.

Dans ces dernières années, les découvertes successives
d'une deuxième et d'une troisième source d'eau thermo-
minérale ont encore accru l'importance de la station de
Balaruc. Or, ces eaux sont identiques à celles qui exis-
taient déjà ; les savantes analyses des éminents professeurs
MM. Béchamp et Chancel, en ne laissant aucun doute à
cet égard, ont affirmé suffisamment leur valeur thérapeutique.

Cette preuve pourtant ne pouvait suffire à tout le monde,

et l'expérimentation médicale, en venant confirmer cette vérité déduite, devait seule couper court aux hésitations des malades devant cet agent nouveau. Plusieurs années se sont passées depuis la découverte des nouvelles sources, durant lesquelles malades et médecins ont vu se manifester d'une façon éclatante l'efficacité de leurs eaux. Aujourd'hui on peut dire qu'elles ont fait leurs preuves. Pendant cinq ans l'ancien inspecteur, M. le Dr Crouzet, a proclamé hautement que leurs vertus curatives ne le cédaient en rien à celles des eaux de l'ancienne source; à mon tour, je viens publiquement l'affirmer. N'est-il pas intéressant pour la santé publique de voir se multiplier des moyens sérieux de traitement et de guérison; et pour l'intérêt public n'estt-il pas utile de voir surgir des éléments de concurrence qui, honnêtement pratiqués, rendent ces moyens de guérison plus accessibles à tous et préviennent de regrettables abus ?

J'ai donc cherché dans ces pages à indiquer sommairement le bien que certains malades ont droit d'attendre de nos eaux; j'ai rappelé en même temps les ressources nouvelles que notre station thermale est à même de leur offrir.

Heureux si mes faibles efforts ont jeté quelque lumière sur une question que je crois très-importante, et si ma conviction médicale a pu passer à quelques-uns.

Je crois que Balaruc, à cause de ses eaux minérales et de sa situation exceptionnelle, est appelé à un grand avenir. Cette station, plus que toute autre, mérite d'attirer l'attention du Gouvernement et de l'Administration départementale. Trois sources minérales d'une valeur incontestée sont un fonds précieux pour un pays menacé dans son unique élément de richesse, la vigne, qu'un fléau destructeur a commencé de dévaster. Les sources de Bonnes, de Barèges, de Cauterets, de Spa, enrichissent les contrées stériles où la nature les a placées. De pareils exemples sont bien faits pour encourager tout le monde à réunir à Balaruc l'utile à l'agréable. Il s'agit de rendre aux étrangers le séjour de la station aussi attrayant que possible, en y installant des fontaines, en y créant des promenades spacieuses et ombragées, en facilitant l'accès des sites qui font l'ornement du pays, en rendant plus praticables les bords enchanteurs de l'étang. Sans prétendre donner aux établissements de Balaruc le luxe et la splendeur qu'ils devaient avoir du temps des Romains, il est désirable cependant qu'on les organise pour répondre amplement aux besoins et aux usages des temps modernes.

On ne peut ignorer que beaucoup de stations thermales dont les eaux sont peu actives par elles-mêmes, ne doivent leur vogue et leur réputation qu'à une installation complète, satisfaisant à toutes les exigences du confortable et du bien-être.

Qu'adviendrait-il de Balaruc si à des eaux aussi efficaces venait s'ajouter une installation comparable à celle de tant d'autres villes d'eau? Toutes les suppositions de grandeur et de richesse pour le pays nous paraissent permises, et leur réalisation possible.

LES EAUX MINÉRALES

DE

BALARUC-LES-BAINS

I.

Exposé historique relatif aux Eaux de Balaruc.

Le village de Balaruc-les-Bains, remarquable par ses eaux minérales, se trouve dans le département de l'Hérault, sur les bords de l'étang de Thau, à 4 kilom. de Cette, dont il est séparé par un bras de l'étang. Sa population est d'environ 500 habitants. Contrairement à ce qui existe dans la plupart des stations thermales, ces derniers se sont exclusivement occupés jusqu'à ce jour de l'exploitation de leurs terres et du commerce de leurs vins.

Le territoire de Balaruc, composé de riches vignobles, est presque entièrement compris dans les

limites d'une presqu'île triangulaire dont le village
occupe la pointe, et qui se rattache à la terre par
une base très-large, du côté N.-E. du rivage.

Placés ainsi à l'extrémité de cette presqu'île ,
longue de 3 kilom., nos thermes semblent avoir été
portés au milieu de l'étang comme vers le centre
du plus magnifique panorama que l'imagination
puisse rêver. Du sein d'une végétation toute méri-
dionale, formée de vignes et d'oliviers, l'œil se
laisse aller à parcourir la riante traînée des rives
qui font à notre lac salé le cadre le plus charmant.
D'un côté, la longue file de bâtiments de la gare de
Cette, au-dessus de laquelle s'élancent, comme autant de clochetons et d'aiguilles gothiques, les in-
nombrables mâts de navires du canal et du port.

Tout auprès, la ville et la montagne de Cette ;
plus loin, vers le Midi, la colline et le phare d'Agde ;
derrière eux se dessinent le mont Canigou et les
cimes blanches de la chaîne des Pyrénées. Au fond,
à demi caché par la brume, Marseillan, entouré de
verdoyantes vignes au vin blanc délicieux ; plus
près, les ports si coquets de Mèze et de Bouzigues
avec leurs barques de pêcheurs ; et partout, aussi
loin que le regard peut s'étendre, les flots azurés de
l'étang que sillonnent à toute heure du jour une

multitude de barques à voile et de nacelles à l'aviron.

Site enchanteur, dont l'heureuse influence vient faire un instant diversion aux noires idées du malade, et contribue à rendre encore plus efficace l'action puissante de nos eaux.

De Balaruc part une route qui vient se relier à la voie nationale de Montpellier à Toulouse. Les villes les plus rapprochées sont Cette, 9 kilom. par la voie de terre ; Montpellier, 28 kilom. Une nouvelle ligne qui reliera bientôt le chemin de fer de la Méditerranée à celui du Midi, entre Cette et Montbazin, doit passer par Balaruc. Ainsi se trouveront en communication directe avec toutes les voies ferrées, des eaux thermo-minérales dont les vertus curatives ont été de tout temps appréciées. En attendant, les malades trouvent à Cette, à l'arrivée de chaque train, des voitures de service qui se rendent à Balaruc dans moins d'une heure et demie, ou bien des bateaux à vapeur élégants et rapides venant toucher à nos thermes après vingt minutes de traversée.

Bien que la plupart des eaux minérales utilisées aujourd'hui en France remontent à une époque très-reculée, il en est peu qui présentent autant de traces

évidentes de leur ancienne application à la médecine
que les eaux thermales de Balaruc. Il serait impossible d'assiguer une époque à la découverte de ces
eaux, mais il est probable que, comme toutes les
sources minérales de notre pays, elles ont dû être
remarquées dès la plus haute antiquité. Rien en effet
ne paraît plus propre à frapper l'imagination des
hommes que ces sources minérales dégageant des
vapeurs constantes, ne se congelant jamais et dont
la composition et la température ont dû être attri-
buées à des causes surnaturelles. De là à leur
prêter des vertus et des effets merveilleux, à en essayer l'usage, d'abord avec une certaine crainte,
ensuite à les employer avec une confiance aveugle,
la transition paraît bien naturelle, surtout si l'on se
rapporte à ces âges où les sociétés, dans l'enfance,
n'avaient que des idées extravagantes sur les maladies et les infirmités.

Quoi qu'il en soit, non-seulement les eaux de
Balaruc, mais encore un Établissement thermal exis-
taient dans ce pays pendant la domination romaine
et durant le séjour que firent les maîtres du monde
dans la Septimanie. Les Romains, exagérant les pré-
ceptes d'une sage hygiène, faisaient un fréquent usage
des bains ; ils y passaient tout le temps qu'ils ne con-

sacraient pas aux jeux ou au cirque. L'existence des sources thermales devait donc leur paraître un bienfait d'autant plus grand de la nature, qu'elle leur permettait de se livrer pour ainsi dire sans frais aux plaisirs du bain.

En 1771, le docteur Pouzaire, médecin praticien aux eaux de Balaruc, écrivait : « Il est constant que ces eaux thermales ont été fort connues et en grande réputation du temps des Romains, qui y ont eu des habitations, comme on peut s'en convaincre par les inscriptions romaines qu'on voit ici sur les vieux bâtiments, par quantité d'urnes sépulcrales qu'on a trouvées enfouies dans la terre aux environs de la source (on peut en voir, entre autres, une très-belle et très-curieuse d'albâtre qui se trouve actuellement entre les mains de M. le comte de Bernis), par nombre de médailles et de pièces antiques dont M. de Vaugelas, très-digne major de la ville de Cette et très-versé dans les connaissances d'antiquités romaines et d'histoire naturelle, a fait une bonne collection, et finalement par beaucoup de fondements et de vestiges d'édifices encore très-considérables qu'on remarque tout le long de l'étang et au voisinage de la source de Balaruc, fondements des plus

solides et d'un ciment des plus durs, qu'on a de la
peine à détruire avec le marteau.

» C'est tout auprès de ces vieux bâtiments qu'on
découvre des glacis de différentes couleurs, et des
petites mosaïques qui formaient le pavé de ces habitations. »

· Il est vrai qu'aujourd'hui la plupart de ces témoignages ont cessé d'exister : le développement inouï
que la viticulture a pris dans ces dernières années,
en amenant le bouleversement complet des terres, a
fait à peu près entièrement disparaître sous la bêche
du vigneron les restes d'aqueducs et les autres
vestiges de construction ancienne. Les nombreuses
habitations qui se sont élevées depuis, en se grou-
pant autour de l'Établissement thermal, ont achevé
d'étendre le voile sur ces témoins du temps passé, et
de faire perdre à nos thermes cet air d'antiquité qu'on
leur retrouvait dans le dernier siècle.

Je dois néanmoins mentionner l'existence d'une
inscription latine que commenta au siècle dernier le
savant Astruc, et qui ne manque pas d'importance,
malgré son état de fragment. Trouvée près de l'ancienne église, cette pierre fut posée au-dessus de la
porte d'une maison voisine, édifiée depuis, et placée
de manière à s'offrir à tous les yeux.

La voici telle qu'elle est aujourd'hui :

ITEM. TRIB. LEG. II.

GEMELLI. PROC.

NEPTUNO. ET. N.

D'après les intéressantes recherches de M. l'abbé
Bousquet, consignées dans son Précis historique sur
Balaruc, cette inscription, quoique incomplète, ne
peut laisser aucune place à l'équivoque. Elle doit se
lire : *Item tribuni legionis secundæ Gemelli procon-.
sulis Neptuno et Nymphis.* — « Le mot *item*, écrit
M. Bousquet, donne clairement à entendre que ce
n'est là qu'un fragment d'une plus longue inscription. C'est l'opinion très-juste de M. Creuzé de Lesser
dans sa Statistique de l'Hérault, pag. 228, publiée
en 1824, qui fait la remarque suivante : « Cette
inscription, qui semble prouver que les eaux thermales du lieu n'étaient pas inconnues des Romains,
est sans doute un ex-voto du proconsul Gémellus.
On sait qu'Auguste plaça la 2ᵐᵉ légion à Orange, qui
en conserva l'épithète (*Aronsio secundanorum*), un
peu avant l'an de Rome 740 ; c'est donc vers cette
époque que l'on peut fixer la date de cette inscription. »

Ceci, joint à la découverte de plusieurs tuyaux en

plomb, que des fouilles plus récentes mirent à jour
et dont l'inscription en relief ne laisse aucun doute
sur leur origine romaine, suffirait pour confirmer
cette opinion, si un fait d'une autorité autrement
grande ne venait en démontrer l'évidence. Je veux
parler de la découverte que l'on a faite, en 1863,
d'une piscine tout en marbre, dont la forme et la
richesse indiquaient sûrement l'origine et témoignaient en même temps d'une opulente installation
romaine en ce lieu [1].

Mon but n'étant pas de faire une histoire complète
de Balaruc, mais d'établir d'une manière certaine
l'antiquité de l'emploi de ses eaux, je me conten-
terai d'ajouter que toutes les fouilles faites dans le
voisinage des bains, ou même dans les environs du
village, amènent presque toujours quelques découvertes archéologiques intéressantes. Les nombreuses
médailles que l'on possède ainsi se rapportent à peu
près toutes, soit au siècle d'Auguste, soit au Bas-
Empire.

On ne trouve, en réalité, quelques renseigne-

[1] L'endroit où fut découverte cette piscine correspond au milieu
d'un champ, voisin de l'Établissement, à 35 mètres à peu près
de la source actuelle. Quelques plaques de marbre furent alors
retirées, et la piscine comblée de nouveau.

ments historiques précis, que si l'on se reporte vers
le commencement du xvᵉ siècle. Possédés d'abord
par le chapitre de Maguelone, les bains de Balaruc
passaient, en 1527, au chapitre de Montpellier. Ce
ne fut que dès les premières années du xviᵉ siècle
que la propriété de la source de Balaruc fut concé-
dée, avec ses dépendances, à un particulier habitant
le village.

Voici en quelques mots l'histoire de nos bains
durant cette période. D'après l'acte de vente qui
concédait à la veuve Astingue Périer la source et ses
dépendances, les eaux de Balaruc n'étaient, en 1529,
qu'une mare d'eau chaude située au milieu d'un
champ inculte et plein de joncs. Son usage était
bien banal : les habitants du voisinage y venaient
uniquement pour laver leur linge, d'où le nom de
las Bugadas (les lessives) que cette mare conserva
longtemps.

Il advint cependant que, en 1569, un certain
Guillaume de Chaumes, seigneur de Poussan, eut
l'idée de prendre des bains dans cette source pour
combattre une violente maladie qu'il avait à la
cuisse. Il s'agissait, suppose Dortoman, d'une douleur sciatique qui tourmentait le noble seigneur.
Il arriva qu'après être venu deux fois à Balaruc dans

la même année, le malade se trouva guéri. Sa reconnaissance fut telle qu'il se crut obligé de publier
partout sa guérison et l'efficacité merveilleuse de
ces eaux. Sa voix fut entendue : quatre ans après,
les malades y venaient en grand nombre.

En 1585, l'évêque de Montpellier, seigneur de
Balaruc, permit aux habitants de la commune de
bâtir des logements autour de la source thermale,
afin d'abriter les malades. C'est ainsi que le village
actuel commença à se former.

L'Établissement resta longtemps à cet état rudi-
mentaire : quelques mauvaises habitations, un han-
gar, et, à côté, un puits à ciel ouvert, dans lequel
on plongeait les malades, que l'on soutenait par
des liens passés sous leurs aisselles. On comprend
aisément les inconvénients d'une semblable pratique ; dans bien des cas, ses résultats étaient tels
que plusieurs médecins en étaient venus à regarder
ces eaux comme dangereuses et souvent nuisibles.

Les baignoires ne furent introduites que fort tard
dans l'Établissement. Lorsque M. de Lesser publia,
en 1824, sa Statistique du département de l'Hérault, il fit mention de quatre cuves que l'on voyait
à Balaruc, et signala en même temps l'insuffisance
d'une pareille installation. L'année suivante, on

ajoutait auprès de chaque cabinet de bains un cabinet de repos. M. Rodier, propriétaire en 1833, fit
construire un corps de bâtiments comprenant douze
chambres convenablement disposées, et présentant
une série de six cabinets de bains et d'un pareil
nombre de cabinets de repos. La douche se donnait
alors à Balaruc à l'aide d'un arrosoir tenu par un
doucheur au-dessus du malade. Plus tard, on dis-
posa à cet effet une pompe dans l'Établissement ; et
ce fut, pour ainsi dire, de nos jours, en 1863, que
l'un des derniers propriétaires, M. Fayard, installa
définitivement Balaruc, en y réalisant des modifications radicales.

Tel est l'historique succinct de l'Établissement
thermal et de l'ancienne source, dite aussi source
romaine. Mais en 1867, à la suite de quelques difficultés survenues entre M. Fayard, alors propriétaire, et les habitants de la commune, la municipa-
lité de Balaruc fit entreprendre des fouilles dans le
dessein de trouver l'eau minérale. Ces recherches
ne tardèrent pas à aboutir. Elles mirent à jour une
deuxième source, dont l'eau thermo-minérale est
semblable à celle de l'ancienne, sauf quelques degrés de chaleur en moins.

Autorisée par un décret ministériel en date du 5 juin 1868, cette source fut appelée la *Source communale*. Elle est actuellement tenue en afferme par un habitant de Balaruc, M. A. Labat, qui a affecté à son exploitation un vaste logement commodément installé pour recevoir des malades.

Enfin, en 1871, un habitant du village, après des fouilles de quelques heures, se trouvait sur les traces d'une troisième source ; et celle-ci, très- abondante, à 90 mètres environ de la source ancienne, fut la *Source Bidon*. Après les travaux de sondage et de captage parfaitement exécutés, on obtint un débit de 10 hectolitres à la minute. Cette eau, semblable chimiquement aux eaux des sources précédentes, n'en diffère que par une thermalité inférieure. A son tour elle fut autorisée, le 8 octobre 1873, et un Établissement d'une réelle importance lui fut de suite annexé.

En outre de ses trois sources et de ses Établissements, Balaruc possède encore un hôpital civil et militaire, placé sous la dépendance des administrateurs de l'Hôtel-Dieu de Montpellier. Son installation, quoique insuffisante, mérite d'être notée. Il dispose de quatre-vingts lits partagés entre les malades civils et militaires. Il possède une seule piscine, capable de recevoir une vingtaine de personnes, et un seul cabinet de douches. L'eau minérale lui est fournie par l'Établissement de la source romaine, mais seulement à certaines époques et pendant un temps limité. Deux saisons, en effet, s'ouvrent chaque année pour les indigents : la première, du 15 mai au 15 juin; la deuxième, du 15 août au 15 septembre. Le nombre des malades qui viennent à chaque saison y demander asile, dépasse de beaucoup celui que l'hôpital peut contenir, et l'on est obligé d'écourter la durée des cures, afin de faire participer le plus de monde possible au bénéfice des eaux.

Pour répondre à d'aussi nombreux besoins, il faudrait au plus tôt un élargissement du corps de bâtiment et des eaux minérales appartenant à l'hospice. J'ai la conviction que des fouilles pratiquées avec intelligence dans le terrain même de l'hôpital donneraient bientôt aux pauvres une source thermo - minérale dont ils pourraient largement bénéficier.

II.

Composition chimique des eaux minérales de Balaruc.

Plusieurs analyses ont été faites des eaux minérales de la source ancienne : en 1804, Brongniart ;
en 1809, Saintpierre et Figuier ; en 1840 , M.
Rousset ; en 1848, MM. Marcel de Serres et Louis
Figuier ; en 1861, M. Béchamp, ont cherché à en
déterminer la composition. Les différences que l'on
constate dans les résultats obtenus doivent être rapportés, soit à la différence des méthodes employées,
soit et surtout aux perfectionnements que la science
n'a cessé d'apporter chaque jour à ce genre d'inves-
tigations. Dans le tableau ci-contre, je présente, d'une
part les deux dernières analyses qui ont trait à la
source ancienne, de l'autre celles qui se rapportent
aux deux sources plus récentes. Ce rapprochement
permettra de saisir d'un coup d'œil la similitude
frappante des trois eaux. En comparant les résultats
des différentes analyses d'une même source avec
ceux des analyses des sources différentes, on sera
amené à considérer comme sans importance la diversité de certains détails.

TABLEAU DES ANALYSES

POUR 1.000 CENTIMÈTRES CUBES D'EAU.

PRINCIPES MINÉRALISATEURS	SOURCE ANCIENNE		SOURCE COMMUNALE	SOURCE BIDON
	ANALYSE de MM. Marcel de Serres et Louis Figuier. 1847	ANALYSE de M. Béchamp. 1861	ANALYSE de M. Chancel. 1869	ANALYSE de M. Béchamp. 1872
Chlorure de sodium..................	6,8220	7,0431	6,9180	6,1910
— de lithium...................	non recherché.	0,0072	non recherchés.	traces.
— de cuivre...................	0,6500	0,0007		traces.
— de magnésium..............	1,0740	0,8890	0,8700	0,7885
Bromure de sodium..................	0,0080	traces.	non recherché.	0,0080
Sulfate de potasse..................	0,0530	0,1459	0.1420	0,2591
— de chaux.....................	0,8 30	0,9960	0.8930	1,0414
Bicarbonate de chaux...............	0,2700	0,8350	0.4480	0,7545
— de magnésie..............	0,0300	0,2167	0,0150	0,3000
Nitrates...........................	non recherchés.	traces.	non recherchés.	traces.
Acide silicique......................	0,0130	0,0228	0,0200	0,0320
Acide borique......................	non recherché.	0,0080	non recherché.	......
Alumine...........................	non recherchée.			
Manganèse.........................	traces.	0,0011	0,0680	0,0003
Acide phosphorique.................	non recherché.			
Oxide de fer.......................	traces.	0,0012		0,0019
Acide carbonique...................	non dosé.	0,0984	non dosé.	0,1600
TOTAUX.........	9,0800	10,2671	9,3740	9,5367
Azote et oxigène...................	non dosés.	55 c. c.	non dosés.	18 c. c.

Dans le rapport que M. le professeur Béchamp publia au sujet de l'analyse des eaux de l'ancienne source, nous lisons : « La limpidité de cette eau est parfaite. Son odeur et sa saveur ne sont pas désagréables. Refroidie, elle est un peu plus amère, et paraît être moins bien supportée que lorsqu'elle est chaude. De son sein se dégagent sans cesse des bulles de gaz, et sa surface se couvre ensuite d'une pellicule qui se dépose peu à peu.

» L'eau de Balaruc est une eau thermale salée; il n'y a donc pas lieu de la confondre avec les eaux salées froides, dont elle diffère par sa composition et par ses propriétés. Ces eaux sont destinées à remplir d'autres indications que notre eau thermale.

»En second lieu, l'analyse chimique et l'analyse clinique font de l'eau de Balaruc un membre de la famille à laquelle appartiennent Wiesbaden et Bourbonne-les-Bains. Comme elles, elles sont thermales, salées, magnésiennes, cuivreuses; de plus, elles sont purgatives. »

A propos de l'analyse des eaux du puits communal, M. le professeur Chancel termine ainsi son rapport : « Les résultats des analyses et les chiffres rapportés démontrent que l'eau de la source communale est une eau thermale salée, comparable à celles de Bourbonne et de Wiesbaden, et identique à l'eau de l'unique source depuis longtemps et actuellement exploitée à Balaruc-les-Bains. Ainsi, sa densité est de 1,0073. M. le professeur Béchamp a trouvé pour l'ancienne source les densités suivantes : 1,0078; 1,0075; 1,0076. Le résidu laissé par 1.000 gram. de l'eau de la source communale est de 9^{gr},828. L'ancienne source a donné à M. Béchamp le nombre de 9,948.

» Enfin, toutes les substances essentielles qui servent à caractériser et à classer une eau minérale se trouvent, dans l'eau des deux sources de Balaruc, en proportions que l'on peut dire semblables. En effet, les différences que l'on pourrait signaler sont du même ordre de celles que l'on rencontre dans une même eau minérale, en l'examinant plusieurs fois à diverses époques et dans des saisons différentes. »

Enfin, M. le professeur Béchamp, faisant connaître les résultats de l'analyse des eaux de la source Bidon, leur assigne les propriétés suivantes : « La limpidité de l'eau est parfaite. Elle se conserve avec cette qualité dans les bouteilles bien fermées. Après une année, il ne s'y était formé aucun dépôt. Sa conservation peut donc être considérée comme indéfinie, et elle pourra aisément être transportée. Elle ne mousse pas ; pourtant, elle contient des gaz, de l'acide carbonique, de l'azote et de l'oxygène en dissolution.

» Son odeur est sensiblement nulle ; sa saveur est franchement salée, un peu amère, mais non désagréable. Elle est aisément supportée par l'estomac, et son absorption facile, ce qui peut être attribué aux gaz qu'elle tient en dissolution.

» Sa densité est telle qu'un litre pèse environ 1.005 gram., la température de l'eau minérale et celle de l'eau distillée étant l'une et l'autre à 18°.

» Comme composition chimique, elle est identique à l'eau de l'ancienne source ; toutefois il y a une différence entre la source communale, la nouvelle source et l'ancienne. Cette différence, si elle ne réside pas dans la composition, est dans la thermalité. La température moyenne de la source Bidon est de 19 à 20° centigrades environ ; elle est tempérée, c'est-à-dire ni froide ni thermale.

» La découverte de la source Bidon constitue une nouvelle richesse pour la station thermale de Balaruc, non-seulement par la nature de ses eaux, mais

aussi par son abondance, qui peut suffire à une
vaste exploitation. »

Telles sont les conclusions auxquelles sont arrivés
les deux savants chimistes ; elles nous font parfaitement connaître la nature de nos eaux.

Chimiquement les mêmes, ces eaux ont cependant
une différence notable dans leur thermalité. La
moyenne de la chaleur de la source Bidon a été
jusqu'à maintenant de 20° centigr. ; celle du puits
de la commune de 24°, et enfin l'ancienne source
présente une température de 47° centigr. D'où peut
venir cette différence ?

A cause de leur situation sur le littoral, à quelques mètres de l'étang, plusieurs n'avaient voulu
voir dans nos sources minérales qu'un effet des infiltrations de l'eau salée. Mais dans le compte rendu
des analyses, M. le professeur Béchamp a fait remarquer avec juste raison que l'eau de Balaruc con-
tenant du cuivre et pas d'iode, tandis que l'eau de
l'étang renferme de l'iode et pas de cuivre, on était
forcé de conclure que l'eau de Balaruc ne reçoit rien
de l'étang. D'ailleurs, l'étude géologique des terrains
en rapport avec ces mêmes eaux amène à d'autres
conclusions.

Dans un savant travail sur la source thermale,

MM. Marcel de Serres et Louis Figuier ont publié, il y a quelques années, les résultats de recherches géologiques ayant trait à cette question. Il résulte de ce travail que les eaux de la source thermale, dont l'émergence se trouve au milieu des couches calcaires de même degré que les sources d'eau douce avoisinantes, sont certainement d'origine beaucoup plus profonde. Elles proviendraient de couches plus ou moins voisines des terrains primitifs. «Le terrain d'où s'échappe la source thermale [1] appartient aux formations secondaires et à l'étage inférieur du groupe oxfordien. Il est cependant probable que l'eau provient de terrains plus anciens ou plus bas placés, à en juger d'après sa force ascensionnelle. La température élevée dont elle jouit, et sa composition chimique, amènent également à la même conséquence. Cette eau minérale présente, en effet, la composition des sources salées qui découlent des calcaires conchyliens (muschelkalk). Elle paraît donc provenir d'un terrain de cette formation riche en sel gemme, et plus ancienne que les terrains oxfordiens. Ainsi, le point d'origine des eaux de Balaruc serait placé dans des couches plus rapprochées des terrains

[1] *Nouvelles observations sur la source thermale de Balaruc,* par MM. Marcel de Serres et Louis Figuier, 1848, pag. 11.

primitifs que la partie des formations secondaires d'où on la voit s'échapper. »

Des recherches plus récentes ont établi que le griffon très-considérable et à haute température qui jaillit par une faille dans l'ancienne source, n'en forme pas à lui seul tout le volume. Deux filets plus petits amènent au fond du réservoir une eau minérale *tiède*, et de couches plus superficielles se font jour d'autres filets d'une eau tout à fait froide, provenant sans aucun doute des infiltrations du sol. D'après ces mêmes recherches, le volume des eaux du puits communal serait fourni, dans les couches profondes, par deux ou trois filets d'eau hautement thermalisée et par quelques filets d'eau minérale à peu près froide. Les eaux d'infiltration se rencontrent aussi dans les couches voisines du sol. Quant aux filets d'eau chaude, leur direction indiquerait leur provenance. Ce seraient simplement des griffons épars se rattachant au régime particulier de la source thermale, et détournés, par les fouilles de la commune, de leur ancien écoulement.

Enfin, lors de la découverte de la source Bidon, M. l'ingénieur Aguillon, chargé de la direction des fouilles, a pu résumer ainsi les provenances diverses :

« De premières infiltrations d'eaux, sans importance,

furent rencontrées dans les parties supérieures, probablement au voisinage de la couche n° 2 (formée de tuf calcaréo-marneux paraissant passer au sable coquillier en s'avançant vers l'Est). Un niveau fort abondant fut rencontré dans la couche n° 7 (sable gris–jaunâtre, très-coquillier). L'épuisement amené à ce niveau, l'entrepreneur a cru reconnaître que les eaux venaient par nappes du Sud et surtout de l'Ouest. — Des différences observées dans les températures et d'autres circonstances spéciales inutiles à rapporter ici, semblent indiquer qu'un autre niveau, ou du moins que d'autres eaux ont dû être rencontrées au-dessous de ce premier niveau, au contact peut-être de l'argile n° 10 et du poudingue n° 11. »

De cet ensemble de données il paraît ressortir que les eaux minérales de Balaruc doivent avoir une même provenance. En d'autres termes, il s'agirait pour elles d'une origine commune, primitivement très-profonde, avec des conditions toutes différentes d'émission ascensionnelle et de diffusion consécutive. Là nous retrouvons l'explication naturelle de leur chaleur et de leur minéralisation. Ces eaux, en effet, sont en premier lieu soumises à l'influence d'une pression et d'une température qui croissent avec la profondeur qu'elles atteignent. Elles sont, par suite, dans les meilleures conditions pour emprunter aux couches qu'elles traversent leurs principes salins. L'électricité même exalte dans ce cas leur action dissolvante. Ainsi minéralisées, échauffées, et dans un état réel d'électricité, elles tendent à s'élever vers la surface du sol par les points les moins résistants. Selon que ces trajets émissaires arrivent jusqu'à la surface du sol ou n'atteignent que des couches perméables et convenablement stratifiées, les eaux s'épanchent sur la terre et jaillissent en griffons, ou bien s'infiltrent en nappes diffuses dans les couches arénacées, où elles perdent, au moins en partie, de leur chaleur primitive.

Tel nous paraît être le cas des sources minérales qui existent à Balaruc. L'émission ascensionnelle de l'eau du griffon ancien se fait pour ainsi dire d'une façon très-directe, au travers d'une faille facile à constater, et l'eau s'épanche dans le puits principal encore thermalisée. Mais une nappe diffuse s'étend auprès de ce griffon ; c'est de ce gisement d'eau minérale refroidie qu'émanent sans aucun doute les filets moins thermalisés que l'on constate dans la source ancienne à côté du griffon principal, et

ceux qui forment la presque totalité du volume
des eaux du puits de la commune et de la source
Bidon.

Selon toute probabilité, cette nappe d'eau minérale s'étend vers le Sud-Ouest, dans la direction
d'Agde.

Quoi qu'il en soit, on a de tout temps constaté que
l'eau de la source thermale présentait par moments
des variations de température qui oscillent sensiblement autour de la moyenne indiquée. M. Chrestien
avait remarqué que dans certaines soirées pluvieuses
la chaleur était allée jusqu'à 48° centigr.; et lorsque
la sécheresse était grande, le thermomètre, plongé
dans la source, n'accusait plus que 44°. Ce dernier
cas est assez rare. Mais ce qu'il y a de certain, c'est
que ces hauts et ces bas sont communs à nos trois
sources, chez lesquelles je les ai vus se produire selon que les conditions météorologiques modifiaient
la pression du réservoir commun.

Au mois de décembre 1876, les vents du midi
persistèrent pendant les quinze premiers jours. Peu
à peu, dans le puits communal et dans celui de la
source Bidon, les niveaux s'élevèrent ; et pendant
que, le 14 de ce mois, j'observais pour chacun de
1° à 1°,5 de plus de température, leurs niveaux

s'étaient élevés de plus de 8 centim. En même temps, le ruisseau de fuite de la source la plus ancienne s'était notablement accru, et la chaleur dans le puits même avait atteint 48°.

Je dois, en passant, signaler une cause qui m'a paru d'une certaine importance de l'infériorité thermale de deux de nos eaux ; je veux parler de leur mode d'aménagement, de captage et d'écoulement. Les eaux de la source ancienne, quoique imparfaitement captées, s'échappent facilement du réservoir qui les recueille. Elles parcourent une série de puits jusqu'à leur tuyau de fuite, pour être librement déversées dans l'étang. Les eaux du puits de la commune ont été simplement captées, sans issue pour leur écoulement. Quant au puits de la source Bidon, son captage, mieux conçu et d'une exécution parfaite, remplirait les conditions qui assurent le régime de ses eaux, n'était l'inconvénient d'un tuyau de fuite devenu inutile, et que des difficultés litigieuses tiennent encore obstrué.

Dans le premier puits, les eaux, sans cesse renouvelées, activent la rapidité du griffon tributaire de la source, et celui-ci fournit constamment une eau qui n'a pas eu le temps de se refroidir.

Tout le contraire a lieu quand il s'agit des deux

autres. Le seul puisage que nécessite le service durant la saison des bains, n'amène qu'un renouvellement partiel et d'une insuffisance manifeste. Néanmoins, il a suffi pour déterminer une élévation
sensible de température, qui se traduit aujourd'hui
par deux degrés de plus obtenus par la source
Bidon (elle a 20°). N'est-il pas permis de croire
qu'un renouvellement suffisant et continu finirait
par donner à ces sources minérales une thermalité
voisine de celle de leur sœur aînée ?

Mais un argument d'un autre ordre vient s'impo-
ser, sinon à tout le monde, au moins aux malades
et aux médecins : ces eaux sont incontestablement
douées des mêmes propriétés curatives ; elles agissent également. C'est ce qu'avait constaté avant nous
l'ancien inspecteur de nos thermes, M. le Dr Crouzet, qui vit naître les sources et contribua beaucoup
à leur prospérité. C'est ce qu'une observation attentive nous a constamment démontré dans les quatre
années qu'il nous a été donné d'étudier les malades
dans les divers Établissements.

III.

Agents minéralisés, auxiliaires de la médication thermale. — Leur nature.

En outre des eaux minérales, on utilise à Balaruc les boues minérales et les eaux-mères.

Boues minérales. — Ce n'est pas, comme on peut le croire, le dépôt spontané des principes minéralisateurs, dépôt se faisant seul et à la longue au fond des puits et des canaux. Les eaux de Balaruc déposent peu par elles-mêmes, et les réservoirs qui leur servent, restent à peu près sans enduit, tant leur fixité est grande et sûre leur conservation.

Pour obtenir les boues minérales, on dépose au fond des puits un limon argileux que l'on extrait d'un marécage formé par l'eau de l'étang, et peu éloigné de nos sources. La composition de ce limon, avant son introduction dans les puits, n'a pas encore été fixée ; elle doit être très-complexe. Comme les boues marécageuses, il doit contenir, outre l'humus, les matières organiques du même ordre, beaucoup de sels alcalins, terreux et métalliques, qui en font déjà par lui-même un agent minéral complet.

3

Quoi qu'il en soit, ce limon, versé dans nos sources
à la fin de la saison, s'y dépose, et pendant tout
l'hiver sert de véritable gangue pour attirer et rete-
nir les principes minéraux.

Quand on l'extrait de la source, au moment de
l'application, cette boue est d'un brun noirâtre et
répand une odeur très-prononcée d'hydrogène sul-
furé. Tout porte à croire que cette odeur provient
de la décomposition des matières organiques que le
limon contenait.

Eaux-mères. — Comme adjuvant du traitement
thermal ordinaire, on emploie, à l'occasion, les
eaux-mères de Villeroy. Cette pratique, inaugurée
à Balaruc par le Dʳ Crouzet, il y a une quinzaine
d'années, compte depuis plusieurs remarquables
succès.

Elles sont le résidu d'évaporation des salines
qu'alimente l'étang de Thau, où l'on exploite en
grand le chlorure de sodium.

Ce liquide, d'un brun-jaunâtre, à demi sirupeux,
sans odeur très-caractéristique, possède une saveur
âcre et très-saumâtre. Véritable concentration des
eaux de l'étang, il contient, dans des proportions
très-grandes, les divers produits que l'analyse dé-

couvre dans les eaux de la mer. Les chlorures y dominent pour une proportion considérable, à côté des sulfates et des carbonates. La soude y offre une prépondérance marquée ; on y trouve aussi de la chaux et de la magnésie. Enfin, les eaux-mères contiennent de l'iode et surtout du brome, ce qui leur donne un caractère marqué dans l'emploi thérapeutique que l'on en fait à Balaruc.

IV.

Propriétés générales des eaux de Balaruc.

En considérant la composition chimique de l'eau thermo-minérale de Balaruc, en tenant compte seulement de son degré de minéralisation, on est porté à lui accorder une activité thérapeutique sérieuse. Les divers éléments qui la constituent, et en particulier ceux qui lui donnent son caractère spécial, s'y rencontrent en effet dans des proportions telles, qu'elle peut rivaliser avec les eaux les plus riches parmi les chlorurées sodiques La quantité surtout de ses chlorures (plus de 6 gram. par litre de chlorure de sodium, et $0^{gr},72$ de chlorure de magnésium) lui donne la priorité sur celles qu'on est d'habitude porté à lui comparer, et qui sont réputées similaires. — Je citerai, parmi les eaux françaises, Bourbonne et Bourbon-l'Archambault, qui, moins riches en principes fixes, ne contiennent que : la première, $5^{gr},5$ de chlorure de sodium et $0^{gr},39$ de chlorure magnésien ; la seconde, $2^{gr},24$ de chlorure sodique et $0^{gr},06$ seulement de l'autre sel.

Je sais que l'on peut objecter avec raison que lorsqu'il s'agit d'eaux minérales, dissocier les éléments et les envisager à part, n'est pas une voie bien sûre pour arriver à connaître ces mêmes eaux ; qu'une eau minérale n'est pas un produit de laboratoire et que ses effets curatifs ne sauraient êtres attribués à telle ou telle substance que le chimiste y découvre, mais à l'ensemble, à la réunion de tous les produits qui s'y rencontrent.

Certes, nul plus que moi n'est pénétré de la justesse de ces principes, et il ne faut pas avoir observé bien longtemps le mode d'agir d'une eau minérale pour demeurer convaincu qu'elle apparaît dans ses effets comme une force spéciale, une personnalité curative.

Les principes qui la composent, sa température, son état d'électricité, agissent simultanément dans une eau minérale ; elle n'agit comme aucun d'eux. De la synergie de toutes ces forces il en résulte une

nouvelle que la chimie a pu faire pressentir, mais
que l'analyse clinique seule peut prétendre à bien
faire connaître: c'est l'action curative de cette eau.
A part cette spécialité d'action, on conçoit cependant
les rapports qui doivent nécessairement relier les
propriétés principales des eaux minérales et celles de
leurs éléments.. Leur degré d'énergie, leurs qualités
générales trouvent là leur origine ; c'est ce qui m'a
porté à considérer les nôtres sous ces points de vue
particuliers.

Constitution chimique. — Comme nous l'avons
indiqué, le chlorure de sodium représente dans les
eaux minérales de Balaruc près des deux tiers du
poids de leurs principes fixes. Disons un mot de ses
propriétés.

Pris à doses élevées, ce sel augmente les sécrétions,
et en particulier les sécrétions intestinales; il est alors
purgatif.

Introduit dans l'économie et absorbé à petites
doses, ce sel exerce une action puissante et très-
favorable sur la nutrition. M. Boussingault, dans ses
recherches en agronomie, a parfaitement constaté
ces remarquables résultats : « L'addition du sel ma-
ri n au fourrage n'a pas d'effet sur la production plus

abondante de la chair, de la graisse ou du lait, mais elle exerce une action favorable sur l'aspect et la qualité des animaux. Ainsi, deux taureaux qui pendant une année avaient été privés de sel, présentaient une allure paresseuse, leur poil était ébourriffé, terne, laissant çà et là, par place, la peau nue: tandis que deux autres taureaux semblables aux premiers, mais au fourrage desquels on avait entremêlé du sel, avaient une allure plus dégagée, et leur poil était lisse, luisant et bien fourré. »

Ce qui arrive chez les animaux s'observe également chez l'homme. On sait que le sel est éminemment digestif; que, pris à petites doses, il augmente la sécrétion des acides de l'estomac. On a fait remarquer la santé florissante des ouvriers qui travaillent aux mines de sel gemme : « Loin de souffrir la moindre altération dans leur santé, ces mineurs, dit le Dr Guérard, n'éprouvent que de bons effets de leur séjour au sein d'un air chargé de poussière saline; leur appétit s'en trouve accru, et leur digestion rendue plus prompte et plus facile. »

Il est donc parfaitement établi que, donné à faible dose, à dose modérée, le chlorure de sodium est un très-bon agent de l'hygiène ; il active et facilite la nutrition.

Quant à son rôle en thérapeutique, on est aujourd'hui fixé sur son efficacité contre la scrophule, contre plusieurs cachexies, la chlorose même.

Telles sont les propriétés reconnues de cet élément primordial de la minéralisation de nos eaux. On les retrouve, chez ces dernières, modifiées sans aucun doute par les autres coopérateurs de leur action médicatrice, mais cependant assez saillantes pour leur donner un caractère bien marqué. En premier lieu, ces eaux sont *reconstituantes* ; — absorbées en grande quantité, elles deviennent *purgatives*.

Cette dernière vertu de nos eaux minérales doit être aussi rapportée aux sels de magnésie qu'elles contiennent en quantité assez notable.

Disons un mot des sels de chaux. A l'état de sulfate et de bicarbonate, ces sels s'y trouvent en proportion assez considérable ; ils représentent plus d'un cinquième des matières fixes. Dans ce genre de sels, quel que soit l'acide, la base en thérapeutique domine, et l'on peut dire que c'est elle qui imprime, par sa puissance et par sa quantité, un cachet à l'eau minérale. On attribue aux sels de chaux une action particulière sur les organes digestifs. Ils deviennent utiles dans certaines dyspepsies, lorsque l'estomac sécrète une grande quantité d'acide et que la diarrhée accompagne cette mauvaise disposition.

Incorporés dans nos eaux minérales, ils doivent agir sur ces mêmes organes, et peut-être modifier dans une certaine mesure l'excitation trop vive des chlorures alcalins.

Que dire des autres principes que l'analyse a distingués ? Les faibles quantités qui les représentent, et leur rôle bien difficile à préciser, excusent mon silence et dispensent de toute explication hasardée. Mais, coopérateurs obscurs, ils n'apportent pas moins leur appoint à la résultante finale.

Seul, le bromure de sodium, à cause de ses propriétés altérantes et sédatives, si actives et si bien établies, m'autorise à lui attribuer au moins en partie les effets fondants et sédatifs qui caractérisent nos eaux. Mais son action est infiniment plus marqué dans les eaux-mères des salines, qui en renferment, comme on le sait, des proportions considérables.

L'acide carbonique libre et le gaz azote, quoique en petite quantité, rendent nos eaux plus légères et plus faciles à supporter. Les propriétés sédatives de l'acide carbonique ont-elles une influence quelconque sur l'estomac, dans la boisson, sur les organes

respiratoires, par les inhalations de vapeurs minérales ? On ne saurait trop l'affirmer.

Calorique des eaux. — La chaleur des eaux minérales, qu'elle soit naturelle ou empruntée à nos
foyers[1], est un des éléments les plus intéressants de
leur action médicatrice. Son importance est telle
que plusieurs eaux ne paraissent devoir qu'à leur
température élevée les propriétés salutaires qui leur
appartiennent.

N'ayant nullement l'intention de passer en revue
toutes les propriétés du calorique, je dirai quelques
mots seulement des effets qu'il produit aux degrés
de température où les eaux de nos sources sont
chaque jour employées.

RÉSULTATS DE L'APPLICATION DU CALORIQUE

1° *A l'extérieur.* —De 15° à 20° centigr., le cours
du sang, ralenti dans les capillaires superficiels,

[1] Il est parfaitement établi aujourd'hui que le calorique des
eaux minérales n'a rien de spécial. Les expériences les plus simples et les plus concluantes permettent d'affirmer qu'il ne diffère
pas du calorique ordinaire produit par nos foyers. Aussi faudrait-
il se garder de mesurer le degré d'efficacité d'une eau minérale à
celui de sa température.

éprouve de courtes oscillations ; la peau pâlit et se crispe. Mais, après une minute environ, le cours des globules reprend une nouvelle activité, il devient sensiblement plus accéléré qu'avant l'application du froid. Les vaisseaux sont alors manifestement plus pleins et plus rouges, et la résistance vitale témoigne de son énergie.

Mais si l'application réfrigérante se prolonge au-delà de quelques minutes (cinq ou six tout au plus), alors la circulation capillaire se ralentit une seconde fois. Pendant que la résistance vitale est progressivement comprimée, la membrane tégumentaire se resserre et se décolore, les liquides et le sang se portent de la périphérie au centre et amènent la diminution des parties. Des frissonnements successifs et rapides, un sentiment de tension à la peau, avec saillie des bulbes pileux, la chaleur des battements du pouls, témoignent d'une dépression considérable.

Si l'influence de ce milieu vient alors à cesser, le pouls se développe et redevient rapide. Avec la circulation périphérique reviennent la caloricité cutanée et une sensation très-marquée de chaleur. La respiration augmente, l'expansion devient manifeste. Ces phénomènes de réaction sont d'autant plus marqués que la température a été plus basse.

De 20° à 30°, les effets sur la caloricité animale sont plus lents à se produire. Ce n'est qu'au bout de 30 à 40 minutes que la circulation s'est ralentie, que la décoloration de la peau s'est accentuée et qu'on a pu constater un léger abaissement de température. Dans ce cas, pas de tendance à la réaction. De 20° à 25°, déperdition du calorique très-lente mais continue. De 25° à 30°, on touche aux limites du bain tiède, et l'on n'éprouve plus qu'une sensation de fraîcheur agréable. La peau s'imbibe et s'épanouit ; les pores désobstrués se dilatent, et les propriétés absorbantes s'accélèrent d'autant plus.

Les fonctions rénales, sympathiquement influencées, deviennent plus actives.

Si la durée de ce contact dépasse 25 ou 30 minutes, on arrive alors à une sédation réelle, expression du calme qu'éprouve tout le système nerveux.

De 30° à 35°, l'imbibition de la peau se présente à un degré bien plus marqué. La transpiration cutanée augmente et arrive jusqu'à une sueur qui n'a rien de désagréable. Les pulsations deviennent un peu plus rapides. Les phénomènes d'expansion commencent à se manifester.

De 35° à 40°, le cœur bat avec plus de force et la circulation du sang s'accélère. La sueur devient abondante. A la périphérie, les parties prennent de la couleur et de la turgescence. On n'a déjà plus de bien-être ; cette influence ne saurait se prolonger beaucoup.

De 40° à 45°, les pulsations se précipitent, l'expansion se fait avec violence ; la face devient vultueuse, le malaise arrive subitement. Au-delà de quelques minutes, un raptus est imminent.

Il est donc démontré qu'à température et à durée égales, l'influence du calorique exerce un même mode d'action sur la sensibilité, la caloricité et la circulation. De 15 à 22°, son action devient excitante, pourvu que sa durée ne dépasse pas deux ou trois minutes, et cesse aussitôt que la réaction vitale a été convenablement sollicitée. Dans ce cas, il est *tonique* et *hypersthénisant.* Mais si son action persiste audelà de cette durée, la réaction finit par s'éteindre et fait place à la *dépression* générale qui amène l'épuisement des forces.

Une température de 22 à 30° ne provoquant pas de réaction vitale et ne soustrayant le calorique que peu à peu, constitue un agent d'*hyposthénisation*, de *sédation* directe.

Viennent ensuite les degrés qui donnent à l'économie une sensation de tiédeur. Là, le bien-être est évident : l'organisme doucement *stimulé* voit toutes les sécrétions s'accroître dans une certaine mesure, mais toutes également.

Arrivé aux degrés de la chaleur marquée, l'*excitation* du système nerveux peut aller jusqu'à la fièvre. Dans ce cas, les sécrétions normales de la peau s'exagèrent, tandis que celles des muqueuses et des reins diminuent d'autant. On comprend jusqu'où peut aller l'exagération d'un pareil stimulant.

2° *A l'intérieur.* — Nous devons considérer le calorique, pour connaître ses effets à l'intérieur, associé à l'eau et introduit avec elle dans l'estomac, ou bien mis en contact avec les surfaces respiratoires par le moyen des gaz respirés.

Administrée par la bouche , en petite quantité , l'eau froide exerce encore ici un effet *tonique* et *excitant*. Elle provoque sur les muqueuses une réaction semblable à celle qu'elle produit à la peau. Elle donne lieu a des contractions intestinales et excite les mouvements péristaltiques.

Bue à une température moins basse et en plus grande quantité, elle peut provoquer les contractions de l'estomac ; mais, si cet organe la tolère, elle devient véritablement *antiphlogistique*, en augmentant la fluidité du sang et en diminuant les proportions de la fibrine.

Franchement chaude, l'eau se montre aussi franchement *stimulante*. Elle provoque à la fois la diaphorèse, la diurèse et les autres fonctions sécrétoires.

Quant aux phénomènes produits par l'inspiration d'un air plus ou moins chaud, je n'ai qu'à les rappeler. Ce sont des faits connus de tout le monde, que la respiration peu prolongée d'un air à basse température est de suite suivie d'une réaction quelquefois même trop vive, tandis que la prolongation des mêmes circonstances amène à la dépression et au refroidissement général.

On sait quelle sédation agréable donne une température moyenne, et quelle stimulation de tous les appareils sécrétoires ne manque pas de provoquer l'inspiration d'un air trop chaud.

État électrique. — Il existe dans les eaux minérales un autre élément d'activité, très-important sans aucun doute, mais dont les manifestations et le mode d'agir sont encore dans le champ de l'inconnu, faute de recherches suffisantes : je veux parler de l'électricité.

Les eaux minérales, en effet, possèdent une force spéciale, véritable dynamisme à l'état de tension dont la présence peut être facilement constatée. Or, comme les moyens propres à déceler cette force sont les mêmes qui servent à découvrir les courants électriques, on a le droit d'affirmer qu'on a affaire à une action dépendante de l'électricité.

M. Scoutetten, professeur à la Faculté de médecine de Strasbourg, dans un curieux ouvrage sur les eaux minérales, signala le premier, dès 1865, la nature de ce dynamisme, et fit en même temps connaître les moyens de le constater. J'ai répété sur les eaux de Balaruc quelques-unes de ses expériences. Chaque fois l'eau minérale a agi avec intensité sur l'aiguille du galvanomètre, ce qui dénote bien un état d'électricité, quelle que soit d'ailleurs son origine.

Dans les mêmes conditions, les eaux douces m'ont paru neutres : elles sont constamment restées sans action appréciable sur l'aiguille aimantée.

Ce n'est pas tout : les principes contenus dans les eaux minérales, en réagissant sur les corps qui y sont plongés, produisent des phénomènes qui sont dus au même fluide, car ces agents renferment des éléments capables de former des piles naturelles au contact des corps vivants. Pour ceux-ci, l'action doit se transmettre des filets déliés des papilles du tégument aux nerfs et à tout l'organisme, comme avec un fil conducteur se transmettent les courants entre les corps inorganiques.

D'après ces considérations, il est vrai de dire que lorsqu'on se plonge dans nos eaux thermo-minérales, on prend un bain d'électricité ; seulement, le mode d'activité diffère de celui que l'on peut obtenir par l'électrothérapie ordinaire. Dans cette dernière, les secousses trop vives portent sur une même partie et deviennent par là une cause de désordres. Dans le bain thermo-minéral, la même force agit, mais avec une tension que l'on peut dire nulle. Les recompositions électriques y sont incessantes et généralisées.

L'action physiologique, mieux répartie et moins sensible, doit être néanmoins d'une grande puissance.

Forme et durée. — En considérant les modes variés d'emploi de nos eaux minérales, on conçoit quelle diversité d'effets curatifs le médecin peut produire et à quels différents degrés.

En boisson. — L'eau minérale en boisson, selon

qu'elle est prise en plus ou moins grande quantité,
et à des températures diverses, détermine des effets
purgatifs ou laxatifs, diurétiques ou sudorifiques,
excitants ou simplement altérants. Les circonstances
qui accompagnent la boisson, comme la répartition
des doses et même le mode de station du malade,
ne sont pas à dédaigner. Nous voyons tous les jours
que la station debout et un peu d'exercice dans l'in-
tervalle des verrées, favorisent singulièrement
l'effet purgatif de nos eaux. La pesanteur du liquide
agirait-elle plus directement sur les barrières pylo-
riques et intestinales, pour vaincre le spasme du
tube digestif? C'est ce qu'a pensé le Dr Rousset,
ancien inspecteur de nos eaux.

En bains. — A cause de sa densité, l'eau fait vive-
ment éprouver les sensations de froid et de chaud ;
aussi doit-on compter comme un des effets principaux du bain l'augmentation ou la diminution de la
chaleur naturelle. On sait qu'il est des maladies
dans lesquelles il est indiqué de soustraire du calorique, qu'il en est au contraire où le manque d'activité vitale en réclamerait un surcroît.

Dans la baignoire, le malade supporte une portion
de la masse d'eau qui l'enveloppe et dont le poids

4

varie entre 200 et 300 kilogr. Cette pression ne crée-t-elle pas des conditions particulières pour le fonctionnement des organes de la circulation et de la respiration ? Il est certaines personnes qui éprouvent une véritable gêne à l'épigastre et à la poitrine, au point de ne pouvoir supporter les bains généraux.

Submergé dans l'eau minérale, l'organisme a changé d'atmosphère. Il est soustrait pour un temps à l'influence que l'air exerce sur le tégument externe, et par suite aux effets, d'ailleurs peu connus, d'absorption et de décomposition de ce fluide.

Mais cette propriété d'absorber ne doit-elle pas s'exercer aux dépens du liquide? Et qui peut expliquer les réactions et les combinaisons intimes des divers éléments de l'eau à travers ce tamis vivant ? Cette action est si importante que nous avons pu constater chez des malades qui ne pouvaient supporter nos eaux en boisson, des effets dépendant uniquement du bain et qu'on ne saurait rattacher qu'à la composition chimique elle-même.

En même temps la peau s'imprègne mécaniquement de l'eau qui la baigne, et le phénomène de simple imbibition, bien marqué dans les bains à température un peu chaude, dissipe dans bien des cas la sécheresse des téguments et de l'économie tout entière.

Enfin l'impression sur toute la périphérie d'un corps étranger, à une température particulière, ne manque pas de faire naître des sensations qui varient depuis celle du bien-être jusqu'à celle de la brûlure, et de retentir par conséquent sur l'ensemble du système nerveux.

En douches. — L'action de la douche se diversifie non-seulement par la température et par la durée, mais aussi par le mode d'emploi et par la forme de l'appareil distributeur. Selon l'effet à obtenir, on peut déterminer l'excitation du tissu cutané à des degrés divers.

Par la percussion d'un fort volume d'eau à une température soutenue, la douche produit un effet de massage général ou partiel capable d'exciter l'activité vitale de la peau et des tissus plus profonds.

Avec un jet moins volumineux et la même température, on provoque la résolution des engorgements indolents, ou bien on stimule et on modifie les sécrétions diverses.

La douche devient révulsive lorsque, administrée

localement, elle détermine un appel des forces vitales
sur un ou sur deux points déterminés.

A une température modérée et à une pression
faible, la douche se transforme en de véritables lo-
tions qui sont le plus souvent partielles. Utile dans
les cas d'ulcères et de plaies de mauvaise nature, elle
en détermine ou en active la cicatrisation.

Enfin, si l'on veut agir d'une façon puissante sur
le système nerveux, on met en jeu la douche à réaction. Elle résulte de l'action rapide de températures
extrêmes, chaudes ou froides, ou bien de leur action
successive.

En bains de vapeur ou étuves. — En outre des
effets médicateurs propres aux bains de vapeur ordinaires, tels que les effets diaphorétiques, expec-
torants, etc., il en est de particuliers que l'on doit
attribuer aux vapeurs de nos eaux minérales, chargées
elles aussi de principes minéralisateurs. C'est ainsi
que peut s'expliquer l'action toute particulière de
l'étuve de Balaruc dans les rhumatismes chroniques
avec abattement de la vitalité des organes : action
à la fois sédative des manifestations du rhumatisme et stimulante de l'énergie vitale.

En applications de boues minérales. — Enfin ,

l'application des boues minérales seules ou combinées avec d'autres agents (les eaux-mères), constitue un topique éminemment résolutif des engorgements, des empâtements, des tumeurs, etc.. Son
action est surtout remarquée dans les maladies des
articulations.

V

Moyens balnéothérapiques en usage à Balaruc. — Aménagement des trois sources.

Nos eaux minérales s'emploient sous tous les formes et à des températures diverses :

En boisson ;

En bains généraux ou locaux, mitigés ou surminéralisés, en bains de boues ;

En collyres, gargarismes, injections diverses ;

En douches générales, partielles, à jets très-variés,
ascendantes rectales, périnéales ;

En étuve ou bain de vapeurs ;

En application de boues minérales.

Chaque Établissement est installé pour recevoir
et traiter un grand nombre de malades, et met au
service de la médication thermale un matériel balnéothérapique suffisant.

Dans deux Établissements, les eaux sont élevées, au moyen d'un grand corps de pompe mû par la vapeur, jusqu'à un premier étage, où elles sont recueillies dans de grands réservoirs. De là, elles sont distribuées dans chaque cabinet de bains ou de douches par des conduits jumeaux ; dans l'un circule de l'eau chaude, dans l'autre de l'eau refroidie.

Ici nous devons mentionner une différence d'aménagement exigée par la différence de la thermalité des sources. L'eau de la source romaine, trop chaude pour être employée à sa température native, doit être préalablement refroidie. Elle est amenée dans deux réservoirs contigus : l'un où elle se refroidit, l'autre où elle n'a pas le temps de perdre sa chaleur. De la combinaison de ces deux eaux résultent les températures moyennes exigées par le traitement.

L'eau de la source Bidon possède une température qui n'est ni chaude ni froide ; elle est tempérée. Propre à certaines applications, cette eau ne saurait convenir aux divers usages balnéaires ; elle a, par conséquent, besoin d'être chauffée. Élevée dans un réservoir à un premier étage par une pompe à feu, c'est là que sa température est artificiellement augmentée. Pour donner une juste idée de ce chauffage et montrer qu'il ne saurait en rien modifier la

composition chimique de l'eau, je n'ai qu'à rapporter ce qu'a dit à ce sujet M. le professeur Béchamp.
Dans le compte-rendu de l'analyse, ce savant s'ex-
prime ainsi :

« En premier lieu, il importe de faire observer
que l'eau n'est pas chauffée par application directe
de la chaleur du foyer. D'après mes conseils, le
chauffage s'opère méthodiquement par le serpenti-
nage. Le réservoir ou récipient dans lequel on élève
la température de l'eau minérale est en maçonnerie
dont toutes les faces sont garnies hermétiquement
de plaques de verre. L'eau n'est donc pas en contact avec les matériaux de la maçonnerie. De plus,
ce récipient est clos, c'est-à-dire que l'évaporation
et les troubles qu'elle pourrait amener sont réduits
au minimum.

» L'eau minérale est amenée dans le réccipient, qui
est situé au premier étage, à l'aide d'une pompe à
feu. Là, elle est portée à la température d'environ
40 à 50 degrés par la vapeur circulant dans un ser-
pentin. Par là, on évite sûrement les coups de feu,
en même temps que le massif de la maçonnerie du
réservoir du récipient est nécessairement à une température inférieure à celle de l'eau contenue. Enfin,
par surcroît de précaution, l'on ne chauffe jamais

que l'eau qui est nécessaire au service, et à mesure des besoins. On soustrait ainsi l'eau au chauffage pendant les temps morts.

» Dans chaque bain, il entre environ 200 litres d'eau minérale chauffée comme il vient d'être dit ; le reste est de l'eau minérale naturelle.

»Cela posé, j'ai cherché à me rendre compte du genre de modification qu'à la rigueur le chauffage, dans ces conditions, pourrait faire éprouver à l'eau minérale de la source Bidon.

»Vers la fin du mois d'octobre 1872, j'ai rempli une bouteille de l'eau minérale qui avait été chauffée dans le récipient, et telle qu'elle arrivait dans les baignoires ; après l'avoir bouchée, je l'ai conservée dans mon laboratoire jusqu'au mois de mars 1873 : elle était restée limpide, aucun dépôt ne s'y était formé. Enfin l'analyse a démontré qu'elle n'avait réellement subi aucune altération. J'y ai déterminé, à la fin du mois de mars, les parties fixes qu'elle laisse par évaporation et dessiccation à 100 degrés, ainsi que l'acide sulfurique, le chlore et la chaux. J'ai trouvé par litre :

Matériaux fixes séchés à 100 degrés...	9,520
Acide sulfurique......................	0,635
Chlore................................	4,370
Chaux.................................	0,686

» J'ajoute que j'y ai pu également découvrir le
brome. Ces dosages, comparés aux nombres fournis
par l'analyse de l'eau minérale naturelle, suffisent
pour affirmer que, dans les conditions du chauffage
tel qu'il se pratique à l'établissement Bidon, l'eau
de la source minérale ne subit aucune altération
.appréciable capable d'amener une perturbation dans
ses propriétés thérapeutiques. »

J'ajoute qu'au point de vue de l'expérimentation
médicale, les résultats obtenus depuis plusieurs années confirment complétement cette manière de
voir.

Ainsi, la station de Balaruc possède trois sources
minérales ouvertes au public pendant six mois de
l'année : du 1er mai jusqu'à la fin d'octobre.

Sous peu, le chemin de fer qui passera près de
Balaruc rendra l'accès de nos thermes infiniment
plus facile. L'avantage de notre climat est immense :
grâce à lui, les malades ne seraient pas condamnés
à attendre une nouvelle saison si une installation
hivernale existait à Balaruc. Le jour où l'on pourrait offrir aux personnes du Nord des logements plus
confortables et installés pour l'hiver, les malades de
ces pays brumeux accourraient en foule à nos ther-

mes pendant la froide saison, pour jouir à la fois du climat du Midi et du bienfait des eaux minérales.

VI.

Mode d'action des eaux de Balaruc.

Avant d'entreprendre l'étude des propriétés de nos eaux minérales, il m'a d'abord paru utile d'envisager un à un les produits caractéristiques que ce médicament renferme, et chacun des éléments de son activité personnelle. Procéder de la sorte, c'est faire, il est vrai, l'étude intrinsèque du remède, c'est faire de la matière médicale seulement. Mais ne doit-on pas avoir une connaissance aussi complète que possible des agents dont on se sert ? S'éloigner de cette règle, ce serait, me paraît-il, n'adopter qu'un aveugle empirisme, et vouloir manier un agent curatif dont on méconnaîtrait les tendances et les principaux caractères.

Dans l'administration des eaux minérales, le médecin peut à son gré faire prédominer telles propriétés particulières et en atténuer d'autres, selon les indications qu'il vise ; mais il n'obtient ce résultat qu'en agissant sur les éléments mêmes de l'activité des eaux, tels que la minéralisation (affaiblie dans les bains mitigés, accrue et modifiée par l'addition des eaux-mères), le calorique, la forme, la durée, etc.. L'étude de ces éléments était donc nécessaire.

Je vais maintenant présenter quelques considérations générales sur les effets physiologiques de nos eaux thermales; puis, après avoir rapidement exposé les accidents qui peuvent résulter de leur usage, j'insisterai plus particulièrement sur leurs propriétés thérapeutiques.

Effets physiologiques. — L'action des eaux de Balaruc se manifeste au début par une excitation générale de toute l'économie, qui est quelquefois suivie de lassitude. A un sentiment de force et de bien-être produit par les premiers jours de leur emploi, succèdent, à la fin du traitement, de la lenteur, une fatigue réelle, et plus rarement de l'embrras des fonctions. Après cinq ou six bains, la chaleur de la peau augmente et le sommeil de la nuit devient plus difficile. Les évacuations alvines, facilement provoquées, réveillent l'aptitude fonctionnelle de l'appareil digestif, et l'appétit est notablement augmenté.

Les sueurs et les urines sont généralement accrues suivant la quantité d'eau que les malades boivent. Rarement l'on constate la poussée thermale ; lorsqu'elle se produit, elle se montre sans fièvre, sous la forme d'éruption polymorphe et variable. Dans ce cas, les malades accusent de l'ardeur et de la sécheresse à la peau, et j'ai remarqué que ces divers résultats coïncidaient presque toujours avec l'augmentation des sueurs et des urines, que la boisson minérale provoque habituellement.

Aussi la poussée thermale ne m'a jamais paru être un phénomène critique, et j'ai toujours cherché à l'éviter ou à l'atténuer une fois produite. Il suffit de suspendre les bains pendant deux ou trois jours, pour les reprendre en modérant leur durée et leur température.

Il n'est pas rare de voir des douleurs anciennes ravivées, ou de nouvelles apparaître ; le plus souvent elles sont erratiques.

La stimulation des eaux de Balaruc, jointe à une certaine saturation de l'économie, peut encore amener d'autres accidents, surtout chez les individus qui sont sous l'influence de quelque diathèse latente. On remarque alors des phénomènes de congestions viscérales, des hémorrhoïdes, de la toux et de l'oppression, des spasmes, et enfin des palpitations, selon la nature de la diathèse ou de la lésion cachée.

En tenant compte de l'âge et du tempérament des malades, je me suis attaché à connaître l'influence exercée sur la circulation par les bains à la température de 31 à 33° centigr., d'une durée de 35 à 45 minutes, et par les douches de 10 minutes de durée à la même température. Ce point isotherme pour une catégorie très-importante de nos malades, est précisément celui qui favorise le plus les fonctions d'absorption par la peau et qui excite le moins la circulation. Dans ces conditions, j'ai constaté une diminution de quatre, six ou huit pulsations, après un bain d'une demi-heure, et une augmentation notable immédiatement après la douche, mais qui diminuait rapidement au bout de quelque minutes et s'arrêtait à trois ou quatre pulsations au-dessous de la moyenne.

Effets thérapeutiques. — Comme la plupart des chlorurées-sodiques et en vertu de leur composition même, les eaux de Balaruc se montrent au premier chef altérantes et résolutives. Elles sont un des meilleurs agents que l'on puisse opposer à ce groupe nombreux de formes morbides qui relèvent du lymphatisme, et l'on peut affirmer que dans la plupart des cas elles jouissent d'une efficacité réelle contre la diathèse scrophuleuse elle-même.

A ce premier point de vue, on pourrait se demander quel doit être leur mode d'action.

Sans doute, les conditions d'aération, de régime, d'excercice que les malades rencontrent auprès de nos Établissements, dans une atmosphère marine, sur les bords d'un lac salé, peuvent revendiquer une part des effets salutaires qu'ils y trouvent ; mais il ne faudrait pas s'exagérer leur importance, puisque pour certains individus habitant le littoral, à peu de distance de nos thermes, ces conditions ne changent pas lorsqu'ils viennent à Balaruc ; et cependant l'on constate chez eux au moins d'aussi beaux résultats.

A l'agent thermo-minéral surtout doit être rapportée cette influence modificatrice que l'on ne pourrait contester, et dont l'action me parait tellement directe qu'elle peut être à juste titre regardée comme spécifique.

Certes les modifications puissantes que la médication thermale apporte dans la nutrition, trouvent

ici ample matière à s'exercer, et j'aurai occasion
d'indiquer l'importance de leur rôle dans les états
cachectiques; qu'il me suffise de dire à présent qu'à
l'exemple des autres toniques, notre médication
thermale, par le seul fait qu'elle fortifie, resterait
insuffisante en présence de la scrophule, si, en même
temps qu'elle influence d'une façon passagère les
phénomènes nutritifs, sécréteurs, etc., elle ne mo-
difiait directement les déviations produites dans les
même phénomènes par le vice scrophuleux.

Elle agit en imprimant aux tissus malades une
vie plus franche et plus saine, et les rend ainsi
à leur nutrition et à leur sécrétion normales.

Quand le germe strumeux à déjà jeté des raci-
nes, que les accidents s'accroissent avec lenteur ou
restent stationnaires, notre médication thermale
s'attaque à la cause qu'il neutralise, et les lésions
qu'elle a produites, amendées quelque peu, guérissent ensuite par les seuls efforts de la nature. Lorsque la cause morbifique, usée par les progrès de
l'âge ou d'une autre manière impossible à préciser,
a laissé des traces de son passage dont la guérison
spontanée est, sinon impossible, du moins fort longue et fort difficile, l'agent minéral guérit ces effets
sans avoir prise sur la cause, mais avec une fran-

chise d'allure qui ne permet pas encore ici de dou-
ter de sa spécialité d'action.

L'intervention des eaux-mères est d'un grand secours. J'ai peu de chose à dire de leur puissance
d'action comme agent de la médication altérante.
Elle est tout entière écrite dans leur constitution
chimique. Grâce à elles, on peut, selon les cas, exal-
ter les vertus antistrumeuses des eaux de nos sources, et une faible proportion suffit pour les rendre
beaucoup plus stimulantes. Ainsi surminéralisés,
nos bains savent heureusement modifier des surfaces
en souffrance, dont l'atonie et la vitalité languissante
feraient obstacle à la guérison.

Leur action sur l'intumescence des organes et
des parties engorgées ne doit le céder peut-être
qu'aux propriétés souverainement résolutives des
cataplasmes de boues. Le simple surcroît de stimulation qu'une faible quantité d'eaux-mères fait éprouver dans l'eau minérale en bains, s'exagère naturellement en proportion du mélange ; et dans certains
bains locaux, fortement additionnés, il se produit
à la peau des effets de révulsion énergiques, que
j'ai eu occasion d'apprécier comme moyen résolutifs.

Quoi qu'il en soit, il reste toujours que nos eaux,
d'après leur constitution même, sont en premier

lieu douées de propriétés altérantes qui doivent les rendre précieuses.

A un autre point de vue, et plus particulièrement considérées dans leur emploi balnéothérapique, elles représentent une médication essentiellement reconstituante.

Elles se comportent à la manière d'agents à la fois toniques et stimulants des surfaces digestives et cutanées, et vont provoquer une action analogue jusque sur les phénomènes les plus intimes de la nutrition.

Il est certains états morbides qui consistent surtout dans la diminution et l'affaiblissement des forces assimilatrices, et dans lesquels la tonicité des tissus est sensiblement relâchée. Dans ces sortes de maladies, résultat le plus souvent de quelque état diathésique, les matériaux nutritifs que l'alimentation présente à l'organisme sont mal accueillis et imparfaitement élaborés, et les réparations des solides vivants ont de la peine à s'accomplir. A côté de cette cause profonde d'appauvrissement, les fonctions importantes languissent, les digestions sont laborieuses et l'estomac supporte difficilement les aliments ordinaires ; les sécrétions rénale et cutanée sont modifiées ou affaiblies ; la circulation manifeste son trouble par plus de lenteur dans les capillaires, chez lesquels les liquides obéissent autant aux lois de la pesanteur qu'aux directions imprimées par la contractilité insensible de leurs tuniques.

Ce qui manque dans ce cas, c'est une stimulation du système nerveux trisplanchnique, c'est le réveil de l'activité vitale.

En vain on tenterait de régénérer le sang par les plus sûrs analeptiques et une alimentation alibile: le fer et les meilleurs toniques n'agiraient que comme corps étrangers, s'ils ne devenaient nuisibles. L'économie sans initiative ne sait plus faire agir sur eux les affinités de la chimie vivante. Il faut un modificateur spécial, et parmi les agents dont la médecine dispose, les eaux de Balaruc viennent en première ligne.

Elles se montrent, en effet, très-aptes à relever le ton général.

Portant d'abord leur action sur les fonctions digestives, je puis à ce titre les dire stomachiques, car cette action, doucement stimulante, rend à l'estomac la force digestive affaiblie, détermine une secrétion plus abondante du suc gastrique, en corrigeant ses qualités vicieuses, et assure à l'économie des matériaux mieux préparés pour la réparation. Dans les intestins, nos eaux augmentent aussi les sécrétions des follicules muqueux et combattent la flaccidité de leurs membranes musculaires.

Leur usage détermine, de la façon la plus évidente, le retour et la régularisation des sécrétions éliminatrices. Elles font un appel puissant aux fonctions sudorifiques de la peau et aux sécrétions urinaires.

Ainsi facilitées, les éliminations appellent de nouvelles transformations organiques, et l'action nutritive en est d'autant augmentée. Le système nerveux qui anime et coordonne les fonctions nutritives, réveillé par le stimulus de nos eaux minérales, reçoit une énergie nouvelle pour accomplir ses importantes attributions. Nous voyons chaque jour, chez nos divers malades, l'appétit revenir dès les premiers jours du traitement, et rendre nécessaire une alimentation substantielle. Les digestions se montrent plus actives, et les grandes fonctions de la vie organique douées d'une intensité depuis longtemps perdue.

Cette propriété excitante de nos eaux minérales vient se manifester aussi par leur mode d'action sur le système musculaire, et sur les organes dont l'innervation troublée et affaiblie accuse un certain désordre dans les centres d'incitation ou dans leurs instruments de transmission. Les parties siége de paralysies, convenablement sollicitées par des stimu-lations locales, et bénéficiant des transformations intimes qu'un traitement approprié provoque dans toute l'économie, recouvrent, la plupart du temps, ce·degré d'activité dans lequel viennent s'harmoniser la sensibilité et le mouvement.

Ces sortes de résultats, reconnus de longue date, malgré l'appropriation toute différente que l'on a faite jadis de nos eaux, ont conservé à Balaruc le privilége d'attirer bon nombre de paralytiques.

L'usage de l'eau à l'intérieur facilite l'action des moyens périphériques; il contrebalance, par ses effets laxatifs ou purgatifs, ce qu'ils pourraient avoir de trop énergique dans leur stimulation. Ainsi s'expli-quent l'innocuité de nos douches dans les cas parti-culiers qui semblent en contre-indiquer l'usage, et leur efficacité journalière, même dans les paralysies dé-pendantes d'une lésion organique des centres nerveux. L'application méthodique des moyens extérieurs, jointe à l'usage interne de nos eaux, en même temps qu'elle agit sur la circulation capillaire, sur les fonc-tions cutanées et sur les extrémités nerveuses, fait naître un travail de résolution dans les centres ner-veux atteints, ou tout au moins l'accélère, s'il était en voie de s'accomplir. Telle est l'action de la médication thermale dans les nombreux cas que l'on a relatés de guérisons de paralysies dans la période consécutive à l'apoplexie cérébrale, et dont j'aurai soin de présenter plusieurs exemples.

Par ce fait que nos eaux sont éminemment reconstituantes, elles sont dans un sens douées de propriétés sédatives.

On sait combien sont nombreuses les aberrations fonctionnelles qui résultent de l'anémie. Qu'importe que cette dernière n'ait eu pour point de départ qu'une insuffisance des éléments sanguins, ou qu'elle dépende directement d'un vice d'assimilation ; les résultats sont les mêmes : faiblesse et misère organique, avec tout le cortége des accidents nerveux. Or, la médication thermale, telle qu'on peut l'instituer à Balaruc, fixe d'abord l'influx des centres distrait et dévié, le tourne vers son véritable but, et, en régénérant l'organisme, apaise les désordres nerveux. C'est ainsi que certains spasmes et un grand nombre de douleurs nerveuses peuvent être efficacement traités à Balaruc. Mais je dois ajouter que la circonspection et l'habitude des eaux sont surtout de mise ici, tant pour le choix des moyens que pour leur application.

Une excitation trop brusque et dépassant le but ne manquerait pas d'être nuisible. Il faut savoir ménager la susceptibilité morbide de certains organes et réveiller à propos, par une stimulation bien comprise, certains autres appareils.

Les propriétés que nous venons de reconnaître à nos eaux minérales sont essentiellement liées à leur mode d'emploi ; elles résultent de l'ensemble des pratiques balnéothérapiques qui composent une médication thermale. Pour ne citer qu'un exemple, je dirai que dans une paralysie donnée, ce que le médecin réclame de nos eaux, c'est-à-dire l'excitation nécessaire pour rendre aux organes paralysés leur sensibilité, leur mouvement, leur nutrition, en un mot leur vitalité normale, provient de l'action combinée des bains, des douches, des boissons minérales, etc., employés dans le traitement.

Mais il est d'autres vertus qui appartiennent plus en propre à nos eaux minérales et que l'on ne saurait faire apparaître, jusqu'à un certain degré, que par un seul mode d'emploi, la boisson. Je veux parler de leur action purgative et de leur action diurétique.

Ces effets de la boisson minérale, le plus souvent alliés à ceux d'une médication complexe, sont quel-

quefois utilisés séparément comme méthode curative.
Je parlerai plus loin des affections que cette méthode
peut prétendre à combattre, et des particularités
qui se rattachent à ce genre de traitement. Qu'il
me suffise d'indiquer ici que l'action purgative de
l'eau de Balaruc, nullement influencée par le degré
de thermalité [1], dépend entièrement de la quantité
d'eau ingérée et de la répartition des doses. Ce
genre de purgation s'effectue sans coliques et peut
être déterminé chaque jour, pendant la durée d'une
cure, sans jamais provoquer d'irritation appréciable
dans les organes intestinaux. Cette précieuse qualité
fait comprendre et légitime le rôle important que
l'on a toujours prêté à la boisson minérale dans le
traitement de Balaruc.

[1] Des expériences concluantes confirment cette opinion. Au
mois de mai 1875, pendant mon service intérimaire à l'hôpital de
la station, je prescrivis à vingt malades, d'abord pendant sept jours,
la boisson minérale, à doses purgatives, qui leur fut administrée
à une température variant entre 38 et 40° centigr. Les résultats
purgatifs furent soigneusement notés chaque jour et pour chaque
malade. Pendant les sept jours suivants, les mêmes doses purgatives
d'eau minérale, cette fois refroidie et à une température de 18 à
20°, furent prises chaque jour par les mêmes personnes. Les
résultats obtenus, rapprochés de ceux du premier septénaire,
purent être considérés comme tout à fait les mêmes.

Nos eaux sont aussi diurétiques. Cette action se manifeste concurremment avec l'action purgative; d'autres fois elle agit seule, et l'appareil uropoïétique est alors chargé de la presque totalité des élimina-tions aqueuses provoquées par le stimulant.

Abstraction faite du régime, la diurèse est en rap-port avec la quantité de boisson minérale; mais on ne l'obtient sûrement qu'en fractionnant et en éloi-gnant les doses, afin d'empêcher par là l'effet purgatif de se produire. La température de l'eau refroidie est dans ce sens une condition favorable.

VII.

Action curative.

La spécialité des eaux de Balaruc se résume dans le traitement d'une foule d'affections chroniques ayant un caractère d'atonie et d'épuisement de l'économie, des engorgements qui en sont la suite, et surtout des troubles primitifs et consécutifs de l'innervation. Je vais passer en revue les principaux états morbides que l'on observe et que l'on guérit le plus fréquemment à ces eaux.

PARALYSIES.

Il est un groupe de maladies de beaucoup les plus nombreuses parmi celles que l'on rencontre à Balaruc, et qui ont le triste privilége de particulièrement intéresser, tant par leur gravité que par ce qu'elles offrent d'alarmant aux yeux du malade et du médecin : ce sont les paralysies. Dans la cure de ces affections, nos eaux thermo-minérales ont été toujours célèbres ; et le mot de Balaruc semble être appelé à réveiller dans l'esprit l'idée de paralysie. En cela, l'opinion générale paraît à ce point établie, qu'on serait tenté de croire qu'il suffit de faire usage de nos eaux par n'importe quel procédé, immédiatement ou à longue échéance, pour se guérir ou pour obtenir une grande amélioration dans la presque généralité des cas. Je dois à la vérité de dire que cette manière de voir est tant soit peu enthousiaste ; mais comme elle est le résultat d'une réputation traditionnelle qui semble ne s'être jamais démentie, il me revient aussi de faire connaître ce qu'elle renferme de vrai.

Sans vouloir porter atteinte à la puissance de nos eaux minérales, essayons de préciser leurs véritables indications.

On est aujourd'hui unanime pour reconnaître la nécessité d'un diagnostic différentiel basé sur l'origine, la nature et la pathogénie des paralysies. C'est par cette étude que l'on sortira de la confusion et qu'on parviendra à fixer les indications thérapeutiques et les conditions d'opportunité de la médication thermale. Les modes et les conditions d'existence des paralysies, mieux connus, aideront alors à nous expliquer pourquoi celle-ci guérit souvent avec un traitement hâtif et désordonné ; pourquoi celle-là est presque incurable et immobile ; pourquoi telle autre est aggravée, même par un traitement méthodique. En un mot, il y a paralysie et paralysie ; voilà une question des plus importantes à examiner.

Avec tous les pathologistes, je fais consister la paralysie dans la perte ou au moins la diminution notable, soit du mouvement, soit du sentiment, par suite d'une *lésion matérielle* ou d'un *trouble dynamique* du système nerveux central ou périphérique. Lorsque la paralysie se fixe sur des parties douées à la fois du sentiment et du mouvement, elle frappe, pour l'ordinaire, simultanément ces deux propriétés. D'autres fois, le mouvement seul est affecté, comme les membres en offrent de fréquents exemples ; ou bien c'est seulement la faculté de sentir, ce qu'on peut observer pour les organes des sens, qui cessent fréquemment de pouvoir remplir leurs fonctions sans que l'appareil locomoteur, propre à quelques-uns d'entre eux, ait perdu sa motilité. Plus rarement l'on voit les membres privés du sentiment conserver encore la faculté de se mouvoir. Enfin, et ceci est plus commun, il peut arriver qu'une partie privée du mouvement éprouve néanmoins une grande exaltation de la sensibilité.

Quoi qu'il en soit de ces corrélations morbides entre la sensibilité et la motilité, il résulte surtout, de la définition précédente, que toutes les paralysies doivent se grouper en deux catégories distinctes : les premières se rattachent à une lésion appréciable du tissu nerveux, et sont pour cela symptomatiques; les secondes ne pouvant être actuellement rapportées à aucune modification apparente des organes d'innervation, d'où la dénomination d'idiopathiques ou sympathiques, *sine materia*. Ce dernier genre de paralysies n'est qu'une des multiples et variables manifestations des névroses. L'efficacité curative d'une foule de stations thermales étant un fait largement établi dans les névroses, il est facile de prévoir que cette efficacité ne se démentira pas à Balaruc

pour ce genre d'affections. J'y reviendrai un peu
plus tard.

*Paralysies symptomatiques d'une lésion de l'encé-
phale.* — *Hémiplégies.* — Dans l'immense majorité
des cas, les hémiplégies sont symptomatiques ; leur
existence est tout à fait subordonnée à quelque altération matérielle survenue dans les centres nerveux.
Qu'il s'agisse d'un foyer hémorrhagique, d'un ramollissement ou d'une congestion, de lésions occasion-
nées par des violences extérieures ou de productions accidentelles, on comprend la difficulté de pa-
reilles cures et le peu d'influence de nos moyens
thérapeutiques sur ces obstacles au fonctionnement
normal. Aussi, dans les nombreux exemples qu'il
m'a été donné d'observer, je me suis d'abord attaché
à faire autant que possible la part qui doit revenir à
la stimulation directe du traitement hydro-thermal
dans le réveil fonctionnel des parties paralysées ;
j'ai cherché ensuite, à l'aide de l'analyse clinique,
si la médication thermale avait en réalité quelque
action sur les lésions encéphaliques, et quelles conditions symptomatiques venaient la favoriser.

Les états morbides qui ont imprimé à l'encéphale
une modification organique persistante, en même

temps qu'ils sont reliés à un état de paralysie, sont évidemment les seuls qui doivent en ce moment nous intéresser.

La congestion cérébrale, caractérisée surtout par la transition des accidents apoplectiques, ne peut avoir de rapports avec la médication thermale, appelée par sa nature à combattre les effets consécutifs. Cependant, qu'il me soit permis de dire que les congestions cérébrales sont en réalité beaucoup plus rares qu'on ne l'a cru jusqu'à présent, et que l'on a souvent pris les manifestations de deux affections bien différentes, l'épilepsie et l'éclampsie, pour de véritables coups de sang. C'est l'opinion qui prend de plus en plus place dans la science; c'est celle qu'enseignait, dans les dernières années de sa pratique, l'illustre professeur Trousseau.

Je conviens néanmoins qu'à la suite d'une congestion intense, les centres nerveux puissent être troublés au point d'en garder quelque temps l'impression fâcheuse, et de faire persister des désordres fonctionnels dans quelques parties du corps. Dans ce cas, l'usage des eaux minérales paraîtrait toujours de mise, ne devrait-on attendre d'elles que cette excitation médicatrice que pourraient aussi fournir d'autres agents thérapeutiques.

Une personne, avec ou sans phénomènes prodro-
miques, tombe subitement frappée. Aussitôt la face
devient turgescente, les yeux sont injectés. Sans
qu'il y ait précisément perte de connaissance, les
troubles de l'intelligence sont manifestes, en même
temps qu'apparaissent des désordres dans la motilité. La bouche se dévie, la langue s'embarrasse, le
malade ne peut que balbutier. Cette attaque se prolonge pendant quelques minutes; puis, insensible-
ment le malade revient. De ces accidents terribles,
il ne reste bientôt que de la pesanteur de tête et de
la faiblesse de tout un côté, qui persistera au moins
pendant deux ou trois mois[1]. Ici le trouble de l'intelligence et la perturbation des sens ont été tout à
fait transitoires ; rien n'indique, par conséquent, que
le cerveau ait été profondément modifié ; il ne reste
de l'accident que de l'hémiplégie plus ou moins marquée. A mon avis, il s'agit dans ce cas d'une hémorrhagie légère plutôt que d'une congestion. Quelques
petits épanchements forment la lésion organique et,
jusqu'à ce qu'ils soient résorbés, maintiennent la paralysie.

Je suis fondé à croire que la majorité des cas de

---

[1] Voir l'Observation XXI.

paralysies hémiplégiques que l'on observe à Balaruc doivent être rattachés à cette lésion physique,
l'hémorrhagie cérébrale. Que le phénomène initial
consiste dans un épanchement peu copieux, limité à
quelques petits foyers, comme le professeur Trousseau prétend l'avoir plusieurs fois rencontré ; que
l'extravasation sanguine, et c'est le cas le plus commun, se soit faite en un seul et vaste foyer ; qu'elle
apparaisse enfin sous cette forme d'hémorrhagie in-
termoléculaire appelée par M. Cruveilhier apoplexie
capillaire, et qu'a décrite M. Diday : nous sommes
toujours en présence d'une lésion matérielle tenant
sous sa dépendance les désordres fonctionnels.

Cette lésion est, de sa nature, susceptible de disparaître, ou tout au moins de se modifier au point de
rendre possible une véritable guérison. La résorption
du caillot sanguin et la cicatrisation de la substance
nerveuse sont, au point de vue organique, les deux
termes de cette heureuse terminaison.

Cet acte éliminateur, qui tend à s'accomplir par les
seules forces de la nature, lorsqu'aucune circonstance
fâcheuse n'en empêche l'évolution, est singulièrement favorisé par la médication hydro-thermale ; et
même, dans certains cas, le point de départ de cet
acte doit être rattaché à cette seule influence. Il faut

bien l'admettre ainsi, lorsque, grâce aux commémo-
ratifs fournis le plus souvent par les médecins des
malades, et grâce à l'interprétation attentive des
symptômes encore existants, on arrive d'abord à se
persuader qu'un épanchement existe; qu'ensuite on
constate, sous l'influence du traitement, le point de
départ de la guérison, ou bien une accélération évidente lorsque cette guérison était déjà commencée.

J'ai recueilli, depuis quatre ans, quarante-sept cas
d'hémiplégie dont je possède une histoire assez complète, et qui tendent à confirmer plus ou moins cette
manière de voir. Quelques-uns sont consignés à la
fin de ce travail : pris au hasard parmi les autres,
ils ont une signification qui paraîtra concluante[1].

L'action que je prête ici à nos eaux minérales n'a
rien qui puisse étonner. Liée aux phénomènes les
plus intimes de la nutrition, elle réveille ou exalte cette
propriété absorbante, inhérente aux tissus vivants ;
propriété que nous voyons s'exercer pour ainsi dire
sous nos yeux dans la résolution des ecchymoses
sous-cutanées ; qui fait aussi disparaître le cristallin
déplacé, les produits fœtaux dans les grossesses
extra-utérines, les tumeurs, les engorgements, les

[1] Voir les Observations I, II, V, VI, VIII, IX, XI, XII, XIII, XXI, XXV.

dépôts organiques qu'a laissés dans les tissus une maladie antérieure.

Contrairement à ce qui a lieu auprès d'autres sources thermales également affectées à la cure des paralysies, la boisson minérale constitue à Balaruc le principal agent de la médication. Conseillée presque toujours à doses purgatives, elle produit chez nos hémiplégiques plusieurs effets importants. Dérivative des désordres encéphaliques, stimulante des sécrétions et des contractions intestinales, diurétique, sudorifique, etc., elle est surtout déplétive du système circulatoire. A ce titre, elle ne saurait être sans action sur la propriété absorbante des tissus lésés.

Si l'on demande maintenant pourquoi un rôle si important est accordé à la boisson minérale dans la cure des hémiplégies, il est aisé de répondre qu'à ce moyen hydro-thermal sont particulièrement dévolus les deux plus grands excitatifs de l'absorption interstitielle, savoir : la vertu reconstituante et la vertu déplétive. La première, réveillant directement l'aptitude nutritive de toute l'économie, augmente les forces assimilatrices, mais elle accroît en même temps les forces éliminatrices, ce qu'il nous importe de constater ; la seconde, dont l'action est incontestée sur la force d'élimination.

C'est ce qui permet d'expliquer les résultats remarquables que l'on voit se produire, par la seule
boisson de nos eaux, dans certains cas d'hémiplégie
d'origine apoplectique, alors que les autres moyens
balnéothérapiques n'ont pu être employés[1].

Certes, je ne voudrais pas paraître exclusif, en
ayant l'air de n'accorder aux autres pratiques balnéaires qu'un seul mode d'action dans les paralysies,
l'excitation périphérique des parties paralysées.
L'excitation générale du bain et celle surtout de la
douche ne sauraient être méconnues; mais leur
genre d'appel aux fonctions encéphaliques me paraît supposer un état des centres nerveux plus rap-
proché de l'état sain que ne le permet la présence
d'un épanchement non encore résorbé.

Dans la médication complète, les effets purgatifs
de la boisson minérale ont toujours paru corriger
ce qu'aurait pu avoir de défectueux sans elle l'excitation particulière de nos douches. Les pédiluves
très-chauds rendent aussi de grands services comme
moyens révulsifs; ils s'opposent, jusqu'à une certaine
mesure, aux tendances fluxionnaires que pourraient
occasionner les modifications nouvelles apportées à

---

[1] Voir l'Observation v.

la circulation des centres par le traitement hydrothermal.

C'est en combinant avec méthode et réflexion ces divers moyens balnéothérapiques que l'on traite chacun des cas. On comprend toutefois combien de semblables affections réclament de tact et de pratique des eaux.

La question d'opportunité d'un traitement thermal dans les affections qui nous occupent ne demande, pour être résolue, pas moins de sagacité et de prudence. En cela, je partage la manière de voir de M. Durand-Fardel, si compétent dans la matière. Il dit : « Le traitement thermal est indiqué lorsque à la suite d'une apoplexie, la marche des symptômes annonce que la lésion cérébrale est en voie de retour ou de réparation. On se préserve ainsi d'appliquer un traitement toujours plus ou moins perturbateur, pendant cette première période des apoplexies, encore pleine de périls, où il importe de ne point troubler les premiers efforts réparateurs de l'organisme, et où les accidents et complications qui peuvent survenir réclament des moyens prompts, énergiques, et auxquels les eaux minérales ne sauraient suppléer. Combien peut durer cette période? Il est impossible de le fixer par des chiffres. Il est des individus chez qui la maladie prend avec une grande rapidité cette condition que nous exigeons ; d'autres chez qui elle tarde à se décider. »

En dehors de cette question d'opportunité, et à un autre point de vue, on peut, dans plusieurs cas, avoir à craindre d'augmenter ou de réveiller un travail pathologique dans les centres nerveux, soit que l'on ait affaire à une tout autre lésion qu'une hémorrhagie cérébrale, soit que l'épanchement lui-même se trouve compliqué d'autres lésions du tissu. On voit de suite que je veux parler du ramollissement cérébral.

Ce genre d'affection peut débuter quelquefois par une attaque subite, et être alors confondu avec une hémorrhagie; c'est de ce genre seulement qu'il peut être question ici.

D'une manière générale, les paralysies qui sont sous la dépendance d'un ramollissement n'ont aucun bon effet à attendre des eaux de Balaruc. Ce n'est pas que nos eaux minérales n'aient la même tendance ici à réveiller l'innervation des parties paralysées, mais le retentissement de cette médication dans les centres encéphaliques se montre préjudiciable dans la majorité des cas. Le travail de résorption des caillots sanguins, dont je viens de parler, suppose une activité plus marquée dans la circulation capillaire du parenchyme nerveux; et ce surcroît d'activité produit par le traitement thermal, loin d'être favorable à la régénération des tissus en voie de se désagréger, leur serait au contraire nuisible.

J'ai, en effet, constaté que dans le ramollissement bien caractérisé, les accidents, loin de s'améliorer, restaient à peu près stationnaires sous l'action d'un traitement relativement léger. Mais si les moyens employés augmentaient tant soit peu d'énergie, une excitation générale insolite, de la contracture, des crampes, des fourmillements, témoignaient de l'impression défavorable éprouvée par les centres nerveux ; l'imminence d'un danger commandait la prudence, et la suppression momentanée ou définitive du traitement hydro-thermal suffisait seule le plus souvent pour apaiser des symptômes que l'on ne saurait toujours impunément provoquer dans ces sortes de maladies.

Il est donc très-important de pouvoir distinguer, dans les cas d'hémiplégie, ceux que l'on doit rattacher à une hémorrhagie cérébrale et ceux qui, survenus subitement, doivent être rapportés à une diminution de consistance.

On peut, jusqu'à un certain point, faire cette différence dans les cas bien tranchés, mais je dois ajouter que dans beaucoup d'apoplexies d'origine hémorrhagique, un ramollissement consécutif à l'épanchement sanguin vient encore compliquer les difficultés déjà si grandes du diagnostic.

On est d'accord aujourd'hui pour admettre, contrairement à ce qu'avait annoncé Rochoux, que l'encéphalite est presque toujours consécutive. L'imprévu de l'attaque initiale et la rapidité de l'apparition des accidents en sont une excellente preuve. Si l'on trouve constamment les parois du foyer ramollies et infiltrées de sang, cela tient à l'altération qu'ont subie les parties par l'irruption du sang, qui agit comme le ferait un corps étranger. Ces apoplexies, lorsque le ramollissement persiste et se manifeste par des symptômes apparents, doivent être considérées comme peu propres à être modifiées favorablement par nos eaux.

Ces trois genres de paralysies dépendant d'épanchements sanguins, d'une diminution de consistance ou de caillots hémorrhagiques avec ramollissement du tissu cérébral, me paraissent résumer la grande majorité des paralysies apoplectiques qui s'offrent à Balaruc.

Voici très-rapidement les principaux signes symptomatiques qui peuvent aider à établir leur diagnostic différentiel; l'existence de prodromes, rare
dans l'hémorrhagie, doit faire plutôt penser au ramollissement. Ce sont : une douleur de tête ordinairement fixe et tenace, avec mouvements instinc-
tifs et opiniâtres des malades à y porter la main,
signe qu'on ne rencontre pas dans l'hémorrhagie
exempte de complications; de l'engourdissement,
des fourmillements, un sentiment de gêne et de pesanteur, quelquefois de la contracture et des crampes, voire même des convulsions dans les membres
du côté opposé à la céphalalgie; tout autant de prodromes qui sont d'habitude étrangers aux attaques
hémorrhagiques. Dans l'hémorrhagie, l'abolition
complète des facultés intellectuelles, coïncidant avec
celle du mouvement, caractérise souvent l'attaque.
Dans le ramollissement, l'intelligence, conservée
dès le début, ne s'affaiblit que graduellement, comme
la motilité. Dans l'hémorrhagie, la paralysie, dès le
commencement, est à son apogée; elle tend à diminuer ensuite. Dans le ramollissement, au contraire,
faible et limitée d'abord, elle suit après une marche
progressivement croissante. Les variations brusques
de la paralysie sont encore des attributs propres au

ramollissement, tels que la diminution et le retour
successifs, se faisant du matin au soir, de la faiblesse des membres; la présence de douleurs subites et spontanées coïncidant avec une grande
exaltation de la sensibilité. J'ajoute à cela, et comme
symptôme particulier du ramollissement compli-
quant l'hémorrhagie, une amélioration notable du
membre supérieur contrastant avec la persistance
ou même l'aggravation des accidents dans le membre inférieur.

Des considérations précédentes et des distinctions
pathogéniques qu'une observation attentive m'a conduit à établir, il résulte que dans les paralysies d'origine apoplectique, chez lesquelles on n'a pas constaté la complication grave du ramollissement, on
doit sérieusement compter sur l'efficacité curative
des eaux de Balaruc. Si maintenant je me reporte
à chaque cas particulier qu'il m'a été donné d'observer, je vois de suite qu'il s'est produit un assez
grand nombre de véritables guérisons pour que l'on
soit autorisé à tout espérer de nos eaux; que beaucoup d'hémiplégiques ont éprouvé une telle amélioration que l'on doit du moins compter sur un résultat semblable; qu'enfin il existe malheureusement
un certain nombre de paralysies qui ont paru réfrac-

taires au traitement hydro-thermal. Je pense que ces résultats négatifs doivent se rattacher à quelque complication particulière, difficile à apprécier.

Il me paraît inutile d'essayer d'indiquer avec quelque précision un mode de traitement applicable à ce genre de maladies, ce traitement devant varier en raison de la forme, des complications et du degré des paralysies, en raison aussi du tempérament, de l'âge, du sexe et de l'idiosyncrasie propres à chaque malade.

D'une manière générale, la boisson minérale à doses laxatives ou purgatives, les bains généraux de 31 à 33o centigr., d'une durée moyenne de quarante minutes, les pédiluves chauds et courts, et, dans la dernière moitié de la cure, les douches tempérées ou chaudes, sont les moyens qui conviennent dans les cas les plus simples. Leurs actions médicatrices, réglées et combinées d'une façon méthodique, remplissent les indications spéciales à chaque genre d'hémorrhagie.

En parlant de l'apoplexie, j'ai indiqué quel est le mode d'action de nos eaux minérales sur la lésion organique et sur la paralysie elle-même. D'autres paralysies peuvent exister par suite d'épanchement dans les méninges ou dans les cavités cérébrales, de la présence de corps étrangers, de tumeurs ou de productions organiques quelconques. On comprend que, dans ces conditions, les eaux minérales agiront sur la paralysie selon que l'action absorbante des tissus aura plus ou moins prise sur l'obstacle matériel, selon que les lésions produites auront plus ou moins de gravité. Néanmoins, on doit tenir grand compte de l'action stimulante propre à la médication hydro-thermale, action qui s'exercera toujours contre la torpeur fonctionnelle, soit du cerveau, soit des nerfs, dans les limites compatibles avec la gravité des désordres matériels.

Si l'on considère maintenant le caractère de gravité que l'on ne saurait refuser à ces sortes de maladies, en même temps que le nombre et l'importance des résultats chaque jour obtenus, on comprendra que la cure des hémiplégies cérébrales est le véritable triomphe des eaux de Balaruc.

Paraplégies. — En tenant compte des réserves faites au sujet de l'opportunité de la médication thermale dans les hémiplégies, réserves qui trouvent encore ici leur complète application on peut dire que les paralysies d'origine spinale reliées à une lésion traumatique ou à une altération organique de

la moelle épinière, peuvent être à ce point modifiées par l'emploi des eaux de Balaruc, que l'on est
obligé d'admettre qu'un travail de résorption ou de
réparation s'est accompli pour permettre à l'influx
nerveux de se produire de nouveau.

Lorsque, dans le mal de Pott, les vertèbres affais-
sées compriment l'organe médullaire, l'action tonique et régénératrice des eaux, en modifiant les
conditions organiques de la lésion osseuse et en
déterminant sa cicatrisation, donne de la fixité à la
colonne et dégage le centre nerveux. On le voit,
quoique ici la lésion soit en dehors de la moelle, le
mode d'action est toujours le même, et les considérations particulières que j'ai émises plus haut conviennent encore dans ce cas.

Je ne dirai qu'un mot de l'ataxie locomotrice :
rebelle la plupart du temps à toutes les médications, cette forme morbide a paru plusieurs fois se
laisser influencer par l'usage raisonné de nos eaux
minérales. C'est surtout vers le début que les désordres nerveux qui la caractérisent peuvent plus facilement être enrayés. L'anesthésie favorise plutôt
l'emploi du traitement ; l'hyperesthésie, au contraire,
y porte souvent obstacle[1].

[1] Voir les Observations xxii et xxiv.

L'action modificatrice de nos eaux s'exerce-t-elle à un degré quelconque sur les lésions anatomiques des éléments nerveux ? Rien n'autorise à le nier.

Dans toutes les paralysies d'origine spinale, le praticien doit toujours se préoccuper si l'intensité des moyens mis en jeu ne détermine pas une excitation trop grande, si la médication ne dépasse pas le but. La lenteur, je dirai mieux, un sage tâtonnement est parfaitement de mise ; et les pratiques balnéaires dont l'énergie, faible au début, progresse ensuite selon les indications et la tolérance du malade, sont celles qui assurent les meilleurs résultats. Les bains généraux, les pédiluves, les douches faibles le long du rachis, plus fortes le long des membres pelviens, forment avec la boisson minérale les éléments du traitement.

Comme dans les paralysies d'origine cérébrale, la boisson est appelée à jouer un très-grand rôle dans les diverses paraplégies. Souvent les intestins sont dans une atonie plus ou moins complète, et les purgations minérales, tout en étant dérivatives des désordres rachidiens, sont aussi stimulantes de l'appareil intestinal.

Lorsque la boisson minérale, ne pouvant vaincre une atonie trop grande, reste sans déterminer des évacuations, l'usage de la douche rectale devient d'un grand secours. Elle vide facilement la poche du rectum et prépare la voie aux purgations consécutives. Les douches en ceinture et la douche périnéale, agissant par sympathie sur l'organe vésical, sont aussi d'un fréquent usage lorsque la paresse de cet organe complique la paralysie.

Ces indications générales ne sauraient être les mêmes dans chaque cas particulier. S'il fallait analyser toutes les circonstances dépendant de la maladie ou des individus, qui en font varier l'usage, je ne saurais y suffire dans ce travail. Agir convenablement, à propos surtout, c'est le point essentiel dans l'administration des eaux minérales.

Paralysies-névroses. — Pour se faire une idée juste du parti que l'on peut tirer de la médication hydrothermale dans ce genre de paralysies, il faut tâcher d'abord de pénétrer leur nature et de savoir les rattacher à leurs véritables causes.

Dans un remarquable travail sur les maladies nerveuses (*Recherches sur les causes et les ind. curat. des mal. nerveuses*, 1855), M. le Dr Landry a parfaitement caractérisé les névroses en les distinguant sous le nom d'*affection* et d'*accident*. Cette caracté-

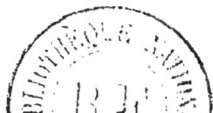

risation différentielle me paraît très-exacte, et donne une explication complète des divers troubles nerveux. La première appellation implique, en effet, la présence d'un élément pathologique permanent, tenant sous sa dépendance les désordres fonctionnels. Tout affaiblissement de l'organisme (chlorose, anémie, cachexies diverses) ; toute espèce de diathèse (scrofule, rhumatisme, etc.); les états morbides essentiellement névropathiques (chorée, hystérie, épilepsie); le nervosisme lui-même, porté à un certain degré, deviennent tour à tour la cause des désordres nerveux. La deuxième donne l'idée d'une perturbation passagère, sorte de commotion trop vive ou d'atteinte portée à un système susceptible et se prolongeant au-delà des limites ordinaires, un véritable *accident*.

D'après cela, il doit être toujours possible d'assigner à une manifestation morbide, la paralysie par exemple, un caractère entièrement symptomatique, ou bien de la reconnaître indépendante et d'en faire un désordre purement accidentel.

Dans les deux cas, les indications surgissent d'elles-mêmes : d'un côté, combattre l'affection et modifier le symptôme ; de l'autre, corriger directement le trouble fonctionnel.

On doit être déjà fixé sur l'action fortifiante et régénératrice de nos eaux minérales ; je montrerai bientôt leur degré d'efficacité dans le rhumatisme et la scrofule. Qu'une diathèse quelconque, qu'un état cachectique, ou même une intoxication métallique[1] ou autre, devienne cause de paralysie, les eaux de Balaruc, appelées à y remédier, réussissent le plus souvent.

Parmi les paralysies d'origine diathésique, celles qui sont reliées au rhumatisme méritent quelques réflexions. On peut affirmer que la majeure partie des succès obtenus près de notre station thermale, à propos de paraplégies, ont trait à des lésions dynamiques des centres rachidiens que l'action du froid avait provoquées. L'anesthésie cutanée accompagne généralement, à des degrés variables, cette forme de paraplégie ; c'est même une condition qui m'a paru favorable pour l'administration de nos eaux : il est, en effet, plus aisé de remédier par des stimulations à cet ordre de phénomènes morbides, que lorsque l'exaltation de la sensibilité transforme le moindre contact en impression de douleur.

Des bains très-chauds et peu prolongés, des dou-

[1] Voir l'Observation XVII.

ches à la même température, le massage, et l'usage
de l'eau minérale à l'intérieur afin de provoquer,
soit une sudation critique, soit une stimulation de
l'appareil digestif dans les cas si fréquents d'atonie
de ces organes: tels sont les moyens mis habituellement en usage pour remplir ces deux grandes indications : exciter l'innervation, reconstituer l'état
général.

Pour certaines paralysies relevant directement
d'une suractivité de dynamisme nerveux, et telles
que les déterminent la chorée, l'hystérie et la névrose
épileptique, notre médication hydro-thermale, sans
être complétement contre-indiquée, ne mérite qu'une
confiance relative et ne doit être appliquée qu'avec
beaucoup de circonspection.

Cependant, dans plusieurs cas elle a paru utile ;
des bains tièdes très-courts, des douches fraîches,
en pluie, et aussi très-courtes, m'ont donné de bons
résultats[1]. Je puis en dire autant de la paralysie agi-
tante, qui exige, pour être traitée, les plus grands
ménagements.

La paralysie dite essentielle de l'enfance, quoique
souvent d'origine convulsive, cède en général assez

[1] Voir l'Observation xv.

vite à un traitement approprié. La boisson tonique,
les douches, les bains généraux à température
moyenne et, dans les cas de lymphatisme tranché,
surminéralisés par l'addition des eaux-mères, constituent les moyens à employer. Quant à l'efficacité
curative des pratiques balnéaires sur les accidents
de paralysie purement idiopathique, nous la procla-
mons souveraine, et les paralysies accidentelles que
l'on doit rattacher à l'impression brusque du froid, à
une émotion trop vive, à une compression méca-
nique des nerfs etc., les paralysies périphériques,
en un mot, ne résistent pas longtemps à l'influence
du traitement.

Il en est de même de l'incontinence d'urine, assez
fréquente chez les enfants, de certains cas de paresse
ou de paralysie vésicale, auxquels conviennent parfaitement les douches en ceinture et les douches
périnéales.

Enfin, dans le relâchement des sphincters et dans
les autres symptômes de la paralysie générale des
vieillards, le traitement hydro-thermal et en particulier les douches périnéales peuvent redonner aux
organes le ressort qui leur fait défaut, et prolonger l'activité fonctionnelle pendant un certain laps
de temps.

Les modifications imprimées par la médication, tant à la circulation capillaire périphérique et aux fonctions cutanées, qu'aux extrémités du système nerveux, sont suffisantes pour expliquer ces remarquables guérisons.

Les troubles profonds d'innervation que laissent après eux les excès vénériens, la convalescence prolongée de fièvres graves, les passions tristes et autres causes dépressives, résistent beaucoup plus à l'action excitante du traitement thermal. Ici l'asthénie est évidente, et la diminution de la force motrice rend beaucoup plus difficiles les phénomènes de réaction que sollicitent les eaux. Mais cette affaiblissement nerveux finit par se réparer, concurremment avec la reconstitution de l'organisme, près de nos eaux minérales, par les moyens qui s'approprient à cette restauration[1].

VIII.

Rhumatisme.

On peut affirmer d'une manière générale que toutes les eaux thermalisées trouvent une application plus ou moins précise dans les affections rhumatismales,

---

[1] Voir les Observations IV et XXIV.

et l'influence de la chaleur humide sur elles est un fait depuis longtemps établi. La large part que l'hydrothérapie peut revendiquer dans les guérisons de ce genre doit être entièrement rapportée, soit à l'emploi de la thermalité, soit à la mise en jeu d'un grand nombre de moyens balnéothérapiques. Mais je dois de suite ajouter que la thermalité artificielle, ne différant en rien de la thermalité naturelle, ne saurait modifier les propriétés curatives d'une médication, à moins que sa production n'amenât quelque altération sensible dans la constitution des eaux. Nous avons vu qu'il ne saurait en être ainsi à Balaruc : les conditions de chauffage et d'aménagement de l'une de nos sources, dont la température native a besoin d'être élevée, présentent les garanties nécessaires en rendant impossible toute espèce de réaction.

Mais si le rhumatisme, dans sa forme la plus simple, s'accommode presque toujours d'une eau quelconque, pourvu qu'elle soit thermalisée, on ne saurait disconvenir que, eu égard à ses manifestations diverses, à ses complications, aux tendances particulières que doit nécessairement lui imprimer la constitution de l'individu, il ne soit souvent nécessaire de rechercher dans le remède une spécialité

d'action qui seule peut convenir dans chaque cas
particulier.

A ce point de vue, je suis conduit à constater que
le rhumatisme, dans ses manifestations les plus va-
riées, peut être ramené à deux formes principales :
le rhumatisme nerveux et le rhumatisme lymphatique.

Sous la première forme, on le voit se développer
chez les sujets névropathiques, et revêtir facilement
les caractères de mobilité et d'excitabilité extrêmes
qui appartiennent aux névroses. A ceux-là, les eaux
de Balaruc peuvent rendre de réels services, sans
qu'elles constituent dans cette circonstance une spécialité curative.

Dans la seconde forme, le rhumatisme affecte de
préférence les individus lymphatiques, à fibres molles, et quelquefois entachés des manifestations de la
scrofule. Plus fixe, il siége moins souvent le long
des nerfs et dans les muscles; sa localisation habituelle est dans le tissu fibreux et les articulations.

C'est à cette forme de rhumatisme que conviennent particulièrement nos eaux.

Sous l'influence de cet état morbide, les jointures
deviennent le siége de désordres plus ou moins graves qui nécessitent un traitement particulier. Depuis

le simple épanchement séreux dans la cavité synoviale jusqu'à la complète désorganisation des tissus
par la tumeur blanche, on peut rencontrer tous les
degrés de l'arthrite chronique avec épaississement
des parties.

Dans ces sortes de maladies, il existe toujours un
fond de misère organique très-propre à entretenir
le rhumatisme et à favoriser ses tendances fluxionnaires. Il n'est personne qui ne soit frappé de l'aspect débile, vieilli, de beaucoup de rhumatisants ;
ils sont pâles, leur peau est terne, leur marche difficile : ils sont en effet très-débilités, et l'usage des eaux
reconstituantes est pour eux un pressant besoin. On
le remarque surtout chez les hommes de cabinet,
adonnés aux travaux de l'esprit, habitués à une
vie sédentaire, souvent atteints d'hémorrhoïdes qui
ont amené, par suite de flux répétés, une anémie
considérable.

Notre médication thermale peut répondre admi-
rablement aux deux indications précises que cet état
fait pressentir. En premier lieu, son action fortifiante, en relevant le fond de l'économie, s'exerce
dans les organes dont la nutrition est troublée, et
devient un obstacle à la dégénérescence des tissus
et à la déformation des organes.

En second lieu, des moyens balnéothérapiques appliqués avec une certaine énergie combattent le rhumatisme dans ses localisations; les douches' fortes, les bains hautement thermalisés, les applications topiques des boues, stimulent les articulations malades et provoquent leur dégorgement. Il faut savoir adopter une médication active qui fasse marcher de front la reconstitution de l'ensemble et la régénération des parties affectées.

Lorsque le rhumatisme s'annonce par des douleurs qui siégent surtout dans les muscles, qu'il affecte en même temps un caractère de variabilité manifeste, les moyens à employer sont loin d'être les mêmes. Ici, plus de réserve est de mise, et quoique la pénétration par le calorique paraisse l'indication principale, le point de départ du traitement ne saurait consister que dans l'emploi le plus simple possible des eaux : température moyenne, faible durée, douches très-légères; quitte à graduer plus tard d'une façon progressive l'énergie du traitement.

Si un nervosisme manifeste complique les accidents, le côté sédatif de la médication thermale doit par-dessus tout être recherché: les bains généraux mitigés, d'une température tiède et d'une durée variable selon la tolérance de chaque rhumatisant; pas de douches, et la boisson très-fractionnée, sont les moyens les plus propres à remplir cette formelle indication. Se départir de cette prudence, ce serait rendre possible quelque grave rétrocession, et exposer le malade à de sérieux accidents.

Enfin, lorsque le rhumatisme a atteint des organes viscéraux, qu'il se montre sous la forme de gastralgie, d'entéralgie, ou sous des formes moins communes et plus difficiles à saisir, la dérivation par les sueurs au moyen de l'étuve, la révulsion périphérique par des douches appropriées, sont les moyens les plus utiles contre ce rhumatisme larvé. La direction du traitement est encore ici très-importante et doit rester en rapport avec les particularités de chaque cas.

Dans ce qu'on a appelé le rhumatisme goutteux, les règles précédemment indiquées trouvent leur application. C'est en tenant compte de la constitution du malade, des déformations articulaires, et de l'organe digestif, que le traitement devra être institué.

En résumé, si l'eau de Balaruc n'est point précisément antirhumatismale, selon la véritable expression, elle a du moins le grand avantage d'enrayer les progrès de cette maladie, qui trouve un ali-

ment si puissant de développement dans la dépression des forces, dans l'anémie, dans le tempérament lymphatique[1].

IX.

Névralgies. — Sciatique.

En dehors des douleurs propres au rhumatisme
et à ses diverses formes, il en est d'autres qui, plus
particulièrement localisées dans le trajet des nerfs,
peuvent être rattachées à des causes assez diverses : ce sont les névralgies.

Parmi les variétés de ces perversions nerveuses,
nous devons seulement signaler celles qui ont un
rapport plus spécial avec les effets curatifs de nos
eaux. Les unes, dépendant d'un appauvrissement
marqué de l'organisme, sont reliées ordinairement
aux états cachectiques. Elles se montrent aussi dans
les cas d'atonie générale, de véritable énervation.
Les dépenses fonctionnelles trop grandes, des excès,
des fatigues physiques et surtout intellectuelles,
ou bien des chagrins et des passions dépressives,
finissent chez certains individus par amener peu
à peu la déperdition du dynamisme nerveux. Sans

[1] Voir les Observations iii et xx.

qu'aucune partie soit précisément atteinte, on voit les fonctions végétatives peu ou point perverties, mais singulièrement languissantes.

Tel est le fond de la maladie ; mais souvent des douleurs très-aiguës, vagues ou persistantes, et suivant le trajet des nerfs, tourmentent à tout instant les malades, et contrastent d'une façon pénible avec l'épuisement de l'activité nerveuse [1].

Dans les deux cas, les indications sont formelles : il faut d'abord lutter contre l'aberration nutritive qui fait le fond des cachexies ; il importe, en second lieu, de réagir contre la torpeur du système incitateur, et pour cela stimuler avec prudence les grands appareils fonctionnels. Si des deux côtés la médication thermale est bien conduite, on voit progressivement revenir, tantôt la force nutritive qui refait l'économie et retentit sur les organes affectés, tantôt l'activité nerveuse qui ramène l'harmonie des fonctions et l'intégrité complète de la sensibilité.

Ce qui a parfaitement réussi dans deux cas d'asthénie nerveuse avec névralgies intenses, c'est la boisson à doses toniques, et suivie alternativement, tantôt d'une douche légère, tantôt d'un bain froid et court.

[1] Voir l'Observation XVI.

Les douleurs névralgiques peuvent aussi se développer sous l'influence de causes plus fortuites, en
particulier sous celle d'un refroidissement subit.
Leur résistance à une foule de traitements, leur tendance à récidiver, font souvent de ces névralgies des
maladies redoutables.

Celles qui s'attachent aux trajets des cordons nerveux des membres inférieurs sont très-communes,
et leur degré de gravité ne fait de doute pour
personne. Je vais, en peu de mots, m'occuper des
douleurs névralgiques affectant le trajet du grand
sciatique.

Sciatique. — Une sciatique étant donnée, il est
des conditions individuelles, telles que le genre de
tempérament, le degré de constitution, etc., qui
doivent évidemment exercer une influence réelle sur
le choix des moyens appelés à guérir. A ce point
de vue, un tempérament lymphatique, une constitution débilitée, sont des conditions spéciales qui
militent avec raison en faveur de notre traitement.
La névralgie peut être elle-même plus ou moins intense, peut avoir aussi plus ou moins persisté [1].

1 Voir l'Observation vii.

Utiles dans tous les cas, nos eaux thermo-minérales paraissent surtout convenir dans les sciatiques les plus graves et alors qu'elles ont plus longtemps résisté.

J'ai vu plusieurs fois des sciatiques guérir pendant la durée d'une cure, et la faiblesse fonctionnelle des membres, ainsi qu'une atrophie marquée, tendre sensiblement à disparaître avant le départ de nos eaux.

Dans ces cas, les douches, les bains généraux à une température élevée (37°), réussissent presque toujours. La faiblesse et l'atrophie musculaire sont avantageusement traitées par les applications de boues.

Si la sciatique paraissait reliée à quelque trouble fonctionnel, tel que la menstruation par exemple, la médication thermale serait tout d'abord instituée en vue de combattre ce trouble. Dans ce dernier cas, les pédiluves chauds, les boissons purgatives à l'époque présumée, pourraient parfaitement remplir cette première indication.

X.

Scrofule.

Dans l'appropriation de notre eau minérale au traitement de la paralysie, nous l'avons vue agir en vertu de propriétés excitantes et particulièrement stimulatrices du système nerveux moteur et sensitif. Appliquée à la cure de la scrofule, elle va se comporter comme un modificateur profond des actes nutritifs, comme un véritable agent *altérant*.

Sous cette nouvelle forme de son activité, elle offrira ceci de remarquable, qu'elle s'adressera plus directement à l'état général de l'économie qui représente la scrofule, et aura, par conséquent, un véritable caractère de spécificité.

Les deux ordres de moyens que l'on doit employer contre les progrès de la scrofule, et qui correspondent seuls à la nature du mal, se trouvent, par le plus heureux privilége, réunis à Balaruc, et sont à chaque instant mis en jeu par la médication thermale. Je veux parler des moyens hygiéniques et des moyens médicamenteux.

On fait toujours grand cas, avec juste raison, de l'influence que le régime alimentaire, l'exercice, le milieu, sont appelés à exercer sur les affections strumeuses. En dehors des conditions favorables d'alimentation et d'exercice, que les malades peuvent à la rigueur rencontrer partout, celles qui ont spécialement rapport au milieu où il leur convient de vivre, ne sauraient être autre part plus propices qu'à Balaruc.

Sur le bord d'un étang magnifique, à quelques pas de la mer, le pauvre scrofuleux peut amplement bénéficier de l'atmosphère marine sous un climat méridional. Dans ce milieu, à la fois plus dense et tout imprégné de particules salines, il sent la respiration s'accroître, les digestions et l'appétit s'activer notablement, tout le système nerveux entrer dans une excitation nouvelle.

Si cette action tonifiante n'arrive jamais jusqu'à dominer les progrès du mal, on conviendra néanmoins qu'elle doit puissamment aider à les combattre.

Malgré toute leur influence, les seuls moyens hygiéniques seraient à peu près toujours insuffisants contre la maladie strumeuse, si cette dernière affection n'était saisie, pour ainsi dire, corps à corps par son médicament spécial, l'eau minérale. A elle appartient surtout d'imprimer cette modification profonde dans la nutrition organique, qui est nécessaire à la guérison. Notre médication thermale, en effet, convient éminemment pour remplir toutes les indications que réclame la diathèse scrofuleuse. Je les reconnais de deux sortes : 1° celles qui correspondent au traitement général ; 2° celles qui se rapportent au traitement local, plus particulièrement applicables à chaque genre de lésion.

L'eau minérale de Balaruc est, sans aucun doute, le premier agent du traitement général. Elle est utile dans les deux formes que peut présenter là scrofule, et dans toutes ses périodes. La forme bénigne est combattue favorablement par les effets toniques de l'eau minérale, et dans la forme la plus grave, même dans la période cachectique, le *remontement* du système peut encore s'opérer, comme je l'ai remarqué plusieurs fois.

Le traitement local trouve aussi des agents d'une activité très-grande, qui conviennent aux indications marquées pour chaque lésion organique.

L'administration de nos eaux thermo-minérales devra donc varier selon les degrés de la maladie, suivant ses formes, et surtout suivant les progrès des localisations propres à la scrofule. Pour préciser toutes ces différences, il me faudrait passer en revue et successivement toutes les manifestations de cette diathèse, et elles sont nombreuses. Je préfère synthétiser davantage et envisager l'administration de l'eau de Balaruc dans les deux formes de la scrofule, me réservant toutefois d'appeler l'attention sur les principales lésions qui réclament un traitement particulier.

SCROFULE BÉNIGNE. — Cette affection, légère en apparence, doit dans beaucoup de cas passer inaperçue. Elle ne se montre souvent que comme l'exagération du tempérament lymphatique, qu'accompagne l'induration torpide de quelques glandes du cou et d'autres régions du corps. On observe en même temps des éruptions fugaces, une tendance au catarrhe, des inflammations légères des muqueuses, quelquefois des conjonctivites oculaires ou palpébrales.

A l'époque de la puberté, ces symptômes souvent paraissent s'éteindre d'eux-mêmes ; mais, loin d'être épuisée, la maladie reste toujours en puissance, prête à se manifester sous l'influence de causes occasionnelles fortuites.

Elle cause dans l'âge adulte des catarrhes variés et fréquents, la leucorrhée, souvent l'engorgement

du col de l'utérus après le mariage, après les couches, quelquefois même après les époques men-
struelles, des eczémas qui reviennent de loin en loin.
Cette forme morbide se maintient dans ces limites
tant qu'une bonne hygiène heureusement la contient
et fait obstacle à ses tendances. Surviennent, dans
la jeunesse surtout, une alimentation mauvaise, un
défaut d'aération et d'exercice, ou des excès préma-
turés, et les accidents graves de la scrofule apparaissent subitement.

On le voit, l'intervention d'une méthode curative
est pour ainsi dire obligée, même quand il s'agit
de ces manifestations légères qu'on est porté à négli-
ger.

Pour cela, les eaux de Balaruc sont un moyen
efficace, un vrai remède approprié.

Leur action cependant ne peut triompher complétement d'un état constitutionnel et particulièrement invétéré, que si leur usage est longtemps continué. Ne s'agit-il pas ici de modifier profondément
une constitution organique intimement affectée ?

Une seule saison, ce terme consacré de vingt à
vingt-cinq jours, ne saurait suffire ; il faut une influence plus longue, une action plus répétée. Cin-
quante jours de traitement me paraissent une moyenne

à laquelle rarement on aura à retrancher. Je conseille d'habitude deux cures dans la même année, chacune de vingt-cinq jours, et séparées par un repos de deux mois. Il m'arrive quelquefois de constater une telle amélioration dès la première cure, que je détermine le malade à cesser le traitement, l'engageant toutefois à recommencer l'année suivante , alors même qu'aucune manifestation ne serait venue trahir la nature pathologique de l'ancienne maladie.

Le traitement se compose habituellement de la boisson minérale, de bains entiers, et quelquefois de douches.

La boisson, administrée d'après la méthode altérante, est bue le matin, à jeun ; je la fais prendre refroidie, par petites gorgées, à la quantité d'un verre, pendant et après le bain. Les bains sont appropriés, quant à leur température, aux exigences de chaque cas et aux idiosyncrasies personnelles.

En général, les bains chauds conviennent dans les premiers jours de la cure ; leur température diminue ensuite graduellement jusqu'à celle des bains froids, que je prescris à la fin.

Dans ce mode de traitement, la durée des bains doit diminuer avec la température.

Les eaux-mères, dans ce cas, sont rarement em-

ployées ; elles conviennent surtout à une forme plus
grave.

Les douches peuvent être de mise lorsqu'une atonie
marquée s'ajoute à la maladie strumeuse, et que
l'on n'a pas à redouter une mobilité et une excitabilité
nerveuses trop grandes, comme on le voit assez com-
munément chez les jeunes sujets.

Les deux cures terminées, le malade, rentré chez
lui, peut reprendre avec avantage l'usage de nos
eaux. Cette cure à domicile consiste dans une série
de boissons quotidiennes, à doses réfractées, prises
le matin à jeun, comme dans la cure complète. Elle
doit avoir lieu trois ou quatre mois après la dernière
saison balnéaire, et durer au moins une vingtaine
de jours. C'est une mesure prudente dans toutes les
formes de la scrofule, et dans la forme bénigne en
particulier.

L'eau de Balaruc a l'avantage de se conserver
indéfiniment sans altération ; l'exportation ne lui
enlève aucune de ses qualités chimiques et physiques.

Scrofule grave. — Il ne s'agit plus, comme précédemment, d'apporter à l'organisme une résistance
qui lui manque, afin de prévenir des accidents

plus graves; dans cette nouvelle forme de la scrofule, les désordres qu'on voulait conjurer existent;
il faut guérir.

Ce qui distingue cette forme, c'est le degré, l'éten-
due, la localisation des lésions organiques, correspondant toujours avec un certain épuisement de toute
l'économie.

Le traitement général conserve son importance, car
c'est lui qui doit, sans tarder, relever la constitution,
modifier l'état morbide *totius substantiæ*, et par
contre coup, indirectement, réagir sur les localisations. Son intervention est donc indispensable;
mais, dans la majorité des cas, elle ne pourrait
suffire.

Il faut tenir grand compte, en instituant le traitement, des lésions locales, qui dans cet état pathologique dominent souvent la scène et tiennent le
premier rang: ainsi certaines tumeurs blanches, ainsi
la carie des vertèbres, quand elle doit être rapportée
à la maladie strumeuse.

Quel que soit son degré de gravité, les eaux de
Balaruc conviennent dans la scrofule; même le
traitement minéral est appelé à lutter contre l'état
cachectique. La cachexie n'étant pour moi que la
dernière période de la maladie, elle en garde les ca-

ractères. Miné par l'influence diathésique, affaibli
par la persistance et la gravité des lésions, l'organisme a fini par épuiser ses forces, et la cachexie est .
survenue, cachexie spéciale à la scrofule.

Contre cet état si grave, l'eau de Balaruc garde
sa vertu curative, et son usage approprié peut rendre les plus grands services.

Le traitement général diffère peu de celui qui a
été indiqué à propos de la forme bénigne ; les détails
dans lesquels je suis entré à ce sujet me dispensent d'y revenir. Un seul point cependant mérite
quelques explications.

La minéralisation des bains par les eaux-mères
joue à Balaruc, et depuis plusieurs années, un rôle
très-important dans la cure des affections scrofuleuses. Sa graduation réclame une attention et une
surveillance toutes spéciales; le médecin seul peut et
doit la régler.

Elle doit être en rapport avec l'âge, avec les forces générales, avec la lassitude qui peut se montrer
plus ou moins grande après les premiers bains, avec
l'état habituel du système nerveux, surtout s'il
s'agit d'une femme ou d'une jeune fille, etc. Les
considérations qui doivent guider le médecin pour
en préciser l'emploi convenable sont nombreuses,

et beaucoup d'entre elles se rapportent naturellement aux cas particuliers qui se présentent.

D'une manière générale, il est vrai de dire que les bains les plus minéralisés doivent être pris au milieu du traitement, alors qu'il est le plus énergique. Je crois utile, dans presque toutes les circonstances, et surtout dans les cas où il se manifeste comme conséquence un peu d'excitation générale ou une irritation un peu vive des tissus qui sont le siége des lésions de la scrofule, de terminer le traitement par trois ou quatre bains graduellement moins minéralisés ; le dernier devra être un bain d'eau minérale simple.

Moins utile dans la forme bénigne, cette pratique est généralement plus indiquée dans la forme grave de la maladie.

Les lésions de la scrofule réclament presque toutes la médication thermale de Balaruc. Je n'en excepte absolument que les manifestations tuberculeuses localisées dans des organes importants à la vie et qu'on ne saurait impunément exciter; telles sont la phthisie, la méningite tuberculeuse, pouvant être toutes deux de nature scrofuleuse. Le carreau lui-même ne saurait être traité que dans son état torpide, avant que la lésion mésentérique ne se

transforme en une maladie aiguë, contre laquelle
l'usage des eaux minérales ne saurait convenir.

A part ces exceptions, les engorgements ganglionnaires, en quelque lieu qu'ils soient placés, les
abcès, le coryza chronique, l'ozème, le catarrhe
pulmonaire, le lupus, les éruptions de la peau de
nature strumeuse, parmi lesquelles les gourmes,
l'impétigo, l'eczéma, le lichen (surtout chez les personnes âgées), l'ophthalmie, les tumeurs blanches,
le mal de Pott, les caries, les névroses, les abcès
par congestion, l'engorgement scrofuleux du col
de la matrice avec ou sans ulcérations, la leucorrhée,
quelques engorgements des mamelles : telles sont
les manifestations de la scrofule qui réclament
l'emploi des eaux de Balaruc.

Ces lésions peuvent se présenter chacune isolé-
ment ; cependant il n'est pas rare d'avoir à traiter
plusieurs lésions à la fois. Cette circonstance tient
au mode d'évolution qu'affecte la scrofule ; à mesure
qu'elle progresse, la diathèse scrofuleuse se manifeste par une recrudescence de symptômes qui caractérisent sa forme aiguë, et dans laquelle apparaissent simultanément deux ou trois lésions. Une fois
développées, et cela dure quelques jours, le caractère

de chronicité, si frappant dans la scrofule, reparaît aussitôt.

On peut donc avoir à traiter des malades atteints de plusieurs lésions strumeuses ; mais comme elles ont évolué ensemble, qu'elles marquent un point dans la marche de la maladie, elles réclament généralement des soins identiques.

Je vais signaler, au sujet de plusieurs lésions, quelques particularités du traitement.

XI.

Engorgements ganglionnaires, Tumeurs blanches, Ophthalmie, Catarrhe utérin, Mal de Pott.

ENGORGEMENTS GANGLIONNAIRES. — Récents, ils guérissent assez vite, quelquefois après une seule saison ; plus anciens, ils résistent davantage, et il faut plusieurs traitements. Quelle que soit la durée de la cure, la résolution de l'empâtement périganglionnaire se fait toujours la première, de sorte que les ganglions dégagés de leur gangue deviennent plus distincts et se retrouvent au toucher.

L'induration de quelques ganglions est souvent considérable, au point que la vitalité est à un très faible degré dans plusieurs d'entre eux. Il faut, dans ces cas, beaucoup plus de temps pour guérir. Quelquefois, mais rarement on peut le dire, il ne peut se produire une complète guérison. Les ganglions indurés persistent et font office dans l'organisme de véritables corps étrangers, tout autant qu'ils ne sont pas soumis à une évolution nouvelle.

Faites en même temps que le traitement général, les applications des boues minérales sont souverainement efficaces contre ces engorgements. Les applications peuvent durer d'une demi-heure à une heure, selon la localisation du mal et selon l'impressionnabilité des malades. Tant qu'elles restent appliquées, les boues doivent être fréquemment arrosées avec de l'eau minérale à une température élevée, afin que la chaleur des boues se maintienne à peu près la même.

On peut, dans certains cas, augmenter notablement les propriétés stimulantes et résolutives de ces cataplasmes, en remplaçant l'eau minérale qui sert à arroser par de l'eau fortement minéralisée ou par les les eaux-mères employées seules. On comprend que l'intensité d'action provoquée par ce moyen demande beaucoup de surveillance et ne doit être applicable qu'à un certain nombre de cas.

Pour qu'une résolution s'opère, il faut toujours

qu'il existe dans les parties engorgées un degré de vitalité suffisant. C'est précisément ce degré d'atonie ou de vitalité qui doit guider le praticien dans l'appropriation spéciale des eaux-mères et des boues, en dehors, bien entendu, des conditions individuelles de tempérament, d'âge, d'impressionnabilité nerveuse, etc., qu'il ne doit jamais perdre de vue.

Si l'engorgement persiste, immédiatement après les boues quelques douches locales peuvent être d'un grand secours. J'ai dit : de suite après les boues, parce que l'impression de la douche sera d'autant plus efficace qu'elle frappera des parties encore stimulées par ces applications.

Nous savons que ces moyens amènent souvent de la chaleur dans la partie affectée, et, pour cette raison, inquiètent quelquefois le malade, parce qu'ils semblent ramener un état aigu. Il n'en est rien cependant. Mais ce qui est indispensable, c'est de pouvoir substituer un engorgement un peu moins chronique, je n'oserais dire demi-aigu, à un engorgement complétement chronique, complétement indolent. A cette condition seulement la résorption est possible. Quand une fluxion sanguine suffisante est produite, ce que l'on peut connaître à la chaleur développée, chaleur appréciable à la main et aux sensations dont le malade rend compte, on doit de suite s'arrêter et suspendre les douches locales, car l'effet désirable est produit. Encore quelques jours de traitement, des bains faiblement minéralisés, des boues, et surtout la boisson, qui, régulièrement altérante, peut de loin en loin être rendue laxative, sont de mise jusqu'à la fin [1].

Si l'engorgement est ramolli, que l'accès purulent siége dans un ganglion ou dans les tissus circonvoisins, il faut s'abstenir des douches locales. L'emploi des boues comme topique, des bains et de quelques douches, généralement légères, constitue avec la boisson minérale l'ensemble du traitement.

Si l'abcès vient à s'ouvrir, les cataplasmes de boues sont encore de mise ; mais il faut avoir soin, dans ce cas, d'interposer une simple pièce en fil entre l'orifice de l'abcès et le topique minéral.

Grâce à tous ces moyens, le foyer de l'abcès se vide très-vite, l'engorgement marche vers la résolution et la guérison ne tarde pas à s'opérer.

TUMEURS BLANCHES. — Ces graves lésions peuvent se montrer à la suite du rhumatisme, d'une

[1] Voir l'Observation x.

arthrite traumatique, ou bien dans la scrofule confirmée.

Dans les deux premiers cas, l'apparition d'une tumeur blanche coïncide ordinairement, chez la personne atteinte, avec un fond de lymphatisme marqué et une atonie évidente de tous les tissus. Cette considération pourrait seule légitimer l'emploi d'un traitement reconstituant par les eaux minérales, si l'état de langueur et d'épuisement qu'entraînent après eux les désordres articulaires de la tumeur blanche n'en proclamait la nécessité.

Ainsi, que l'individu soit affaibli par une cause diathésique, comme l'est le scrofuleux, qu'il le soit seulement par une grave lésion locale, notre médication thermale, à titre de fortifiante, n'en reste pas moins une formelle indication.

Quant aux pratiques balnéaires qui composent le traitement local, elles sont d'une importance capitale, et leur application réclame d'une manière spéciale la sollicitude du médecin.

En premier lieu, je dirai que l'emploi des moyens balnéothérapiques n'est véritablement opportun que lorsque l'articulation atteinte n'est plus le siége d'une inflammation vive. Mais, dès que l'inflammation a cessé, ou encore dans les cas plus rares où l'affection débute d'une manière lente, insidieuse, où elle est complétement indolente et ne présente comme signes sensibles que du gonflement et de la gêne dans les mouvements, le traitement par les eaux minérales, et en particulier par les eaux de Balaruc, est celui qui réunit le plus d'avantages.

Lorsque la maladie n'a pas encore pris un trop grand développement, on peut, avec le traitement général, utiliser avantageusement, d'abord les boues minérales en application autour de la jointure et même de tout le membre correspondant, ensuite des douches locales très-faibles, en arrosoir et à une température peu élevée.

Pour faciliter la résolution, il est nécessaire de stimuler modérément les parties malades, mais en redoutant toujours de provoquer l'apparition d'un état véritablement aigu.

La douche faible, en rapport avec l'effet à produire et avec la sensation éprouvée par le malade, peut rendre de grands services ; elle a cependant toujours moins d'importance que les applications de boues.

Dans les cas de tumeurs blanches avancées, alors que des désordres graves existent, les pratiques précédentes trouvent encore leur application ; seule-

ment, les douches doivent être complétement éloi-
gnées[1].

Les lésions des parties molles ne sont pas les seules
qui soient modifiées par nos eaux minérales ; elles
sont encore d'un puissant secours dans les altérations
profondes des os. Dans ce cas, il y a toujours des abcès circonvoisins : ouverts ou non, le traitement n'a
pas à varier. Il suffit qu'un fragment d'étoffe quelconque mette à l'abri du contact des boues les ou-
vertures des abcès, pour que les applications locales
se fassent régulièrement.

J'ai dit tout à l'heure que dans cette forme
avancée, les douches devaient être proscrites. C'est
vrai dans un premier traitement. Plus tard, leur
usage pourrait être utilisé, afin de réduire les traces
d'engorgement qui persisteraient encore, et redonner à tout le membre un peu de souplesse.

OPHTHALMIE.— L'ophthalmie scrofuleuse est bien
souvent limitée aux bords libres des paupières et à
la conjonctive seulement ; elle demeure ainsi à un
état de bénignité. D'autres fois, elle détermine l'apparition de pustules sur la conjonctive oculaire, qui
se changent bientôt en petites ulcérations.

[1] Voir l'Observation XIV.

La cornée, à son tour, peut être envahie ; elle devient granuleuse, suppure en des points très-rapprochés les uns des autres. A ces suppurations multiples succède lentement un travail de cicatrisation qui laisse des traces visibles ; de là, des opacités persistantes qui peuvent varier depuis le simple nuage jusqu'au leucoma ou l'albugo.

Le point important à constater dans les ophthalmies scrofuleuses, au sujet de l'emploi des eaux de Balaruc, c'est la marche de l'affection.

Elle est chronique, essentiellement chronique; mais à mesure que les désordres se produisent, il y a en quelque sorte un renouvellement d'état aigu, une recrudescence véritable. Dans le traitement minéral, il faut précisément tenir compte de cette marche par saccades, et n'employer l'agent reconstituant que lorsque les phénomènes très-évidents de l'inflammation sont assoupis. C'est donc dans les moments où l'ophthalmie est bien réellement chronique qu'il faut utiliser le traitement de Balaruc : moyens généraux (bains et eau en boisson), moyens locaux (bains oculaires au moyen d'œillaires).

CATARRHE UTÉRIN, ENGORGEMENT DU COL AVEC OU SANS ULCÉRATIONS, ENGORGEMENT DU CORPS DE

L'UTÉRUS. — Lorsque ces affections sont de nature scrofuleuse, la médication par les eaux chlorurées-sodiques de Balaruc est certainement ce qui convient le mieux.

Le traitement général est toujours indispensable : il peut consister en bains, douches souvent fraîches ou froides, eau de la source en boisson.

Quant au traitement local, qui n'est pas moins important, il consiste dans la douche vaginale avec l'eau minérale à diverses températures, suivant les exigences du traitement et l'état particulier des organes. Les douches sous-marines, dont on tire si grand parti à Bourbon-l'Archambault, trouvent ici une de leurs meilleures applications. D'un emploi très-convenable dans le bain, elles ont la propriété d'exciter très-peu les parties malades. Une bâche mobile spéciale, d'où s'échappe un tube en caoutchouc, peut servir à les alimenter. Des canules à irrigation ordinaires, droites ou courbes, rigides ou flexibles, à un ou plusieurs trous, selon les besoins de chaque cas, s'adaptent à l'extrémité libre du tube, et peuvent être introduites par la main de la malade, sans aucun secours étranger.

Les engins de cet ordre manquaient complétement à Balaruc ; j'ai depuis peu fait disparaître cette lacune par l'installation d'une bâche portative dans l'un de nos Établissements.

Les ulcérations superficielles ou plus profondes ne constituent pas une contre-indication à ces sortes de douches. Cependant, on ne doit pas les employer lorsqu'il existe une phlegmasie bien définie du col et surtout du corps de l'utérus. Dans ces cas, le traitement général (bains très-faiblement minéralisés, boissons altérantes) doit être seul administré.

Mal vertébral de Pott. — Ostéite, carie, nécrose. — Ce que j'ai dit des tumeurs blanches me dispense, sous peine de redites, de parler avec détails de l'emploi de l'eau de Balaruc dans les cas de carie et de nécrose, lésions si communes dans la scrofule. Toutefois, il est une particularité sur laquelle je crois devoir insister.

Il existe une variété d'ostéite, avec carie toujours, avec nécrose plus rarement, qui, débutant chez l'adulte et quelquefois pendant l'enfance, affecte une forme tout à fait chronique et se révèle par l'engorgement et la tuméfaction des parties circonvoisines. Le plus souvent localisée au tibia, elle cause de la raideur et de la pesanteur à la jambe sans réveiller de douleurs aiguës. J'en ai rencontré deux exemples, et chaque fois l'emploi des eaux de Balaruc et des moyens appropriés ont rendu de grands services. Les boues surtout sont très-actives pour dégorger et assainir les membres affectés[1].

Au bout de quelques jours de traitement, j'ai pu constater une fois l'ouverture et l'évacuation spontanées d'un abcès prætibial. L'évacuation purulente fut rapide et amena la sortie d'un fragment osseux. L'œdème de tout le membre disparut avant les derniers jours, et au départ du malade, quoiqu'un suintement persistât au niveau de l'abcès, je pus considérer la lésion osseuse comme en bonne voie de guérison.

Dans la carie spéciale aux vertèbres connue sous le nom de mal de Pott, la même médication thermale est assez généralement suivie des mêmes résultats.

Les bains généraux, les boues appliquées le long de la colonne vertébrale, et, avec ménagement, la douche sur la région du rachis et sur les membres inférieurs, sont les moyens les plus appropriés concurremment avec la boisson minérale. Il

[1] Voir l'Observation XXVI.

faut avoir soin, pendant la durée de ces pratiques, que le poids du corps porte le moins possible sur l'épine dorsale. Pendant le bain, on peut faire soutenir le corps du malade par des béquilles très-courtes placées sous les aisselles, disposées, quant à leur longueur, suivant la hauteur du malade assis.

Je crois ajouter que dans presque toutes ces affections, plusieurs traitements sont nécessaires pour arriver à une bonne guérison.

XII.

Goutte. — Rachitisme. — Cachexies.

GOUTTE. — D'après les idées généralement admises sur la nature de la goutte, on doit avoir lieu de s'étonner de l'emploi de nos eaux minérales dans la cure de cette maladie. Cependant j'ai vu notre médication thermale réussir plusieurs fois chez des goutteux, mais dans des circonstances très-précises.

Il suffit d'avoir vu beaucoup de malades porteurs de cette affection, pour reconnaître avec moi qu'il en est dont l'état d'atonie, l'appauvrissement du sang et la faiblesse générale réclament en premier lieu une médication fortifiante. C'est chez les indi-

vidus atteints de la goutte chronique que l'on rencontre fréquemment les signes de cette débilité générale. Les accès aigus ont cessé d'apparaître; les
symptômes douloureux et fluxionnaires ont fait
place à un travail morbide lent, à peine sensible,
qui continue de s'opérer dans les articulations.

La constitution générale, altérée par les crises et
les souffrances de la période aiguë, est maintenant
minée par l'état cachectique. Une anémie particulière, avec tendance aux infiltrations, se développe
à des degrés divers. Les fonctions languissent, tout
l'organisme s'appauvrit. Songer à combattre la diathèse par des moyens directs est devenu impossible : l'économie, sans ressort, a perdu complète-
ment la force de réaction.

Il faut recourir plutôt à une médication tonique
et tâcher de reconstituer l'organisme dans son entier. On doit en même temps chercher, par des
applications topiques sagement ordonnées, à produire la résolution des engorgements goutteux.

Il est d'autres malades qui, dans la période aiguë
de la goutte, ont abusé des eaux alcalines, des eaux
de Vichy en particulier, au point d'avoir contracté
une véritable anémie. Cet état pathologique, parfaitement décrit par le Dr A. Dumoulin (*Revue d'Hydro-*

logie médicale, 1861), s'offre avec les caractères suivants : « Le sang fluidifié, à peine coagulable, fait
naître des dispositions à l'œdème et aux épanchements séreux. Cet état, chez les goutteux, est ex-
trêmement grave. Mieux valent certainement les
fluxions articulaires que cette forme de goutte va-
gue, erratique, qui peut, en se portant vers les
membranes du cerveau, tuer brusquement le malade. La cause principale de ces lésions que l'on doit
tant redouter, c'est encore ici l'affaiblissement organique, l'appauvrissement du sang. Les malades ainsi
affectés peuvent trouver alors leur salut dans l'usage
d'eaux minérales reconstituantes.»

Les eaux de Balaruc remplissent parfaitement cette
importante indication.

Dans ces conditions, il y a toujours utilité à exciter le tégument cutané, pour maintenir le principe
diathésique dans sa véritable localisation ; mais ce
qu'il importe surtout, c'est de remonter l'organisme
et de combattre l'anémie.

La boisson minérale à doses reconstituantes, et,
selon les indications, remplacée de temps à autre
par la dose laxative, des bains généraux assez courts,
conviennent en pareil cas.

RACHITISME. — Cette maladie du jeune âge, dans laquelle il existe, comme lésion, une perturbation de la nutrition générale, réclame un traitement surtout hygiénique, un air pur et tonifiant. Comme moyens thérapeutiques, on emploie généralement l'huile de foie de morue, le quinquina, quelques préparations ferrugineuses ; en un mot, tous les reconstitutifs dont cet état de l'organisme indique un impérieux besoin.

L'eau et le séjour de Balaruc sont au moins un puissant adjuvant dans ces circonstances, et, parmi toutes les stations thermales qui peuvent être utiles aux enfants rachitiques, la nôtre offre dans ce cas une vrai spécificité d'action.

Les conditions hygiéniques nécessaires s'y trouvent représentées d'une façon tout exceptionnelle. La chaleur vivifiante du soleil du Midi, l'air marin et sa tension plus marquée, si propice aux actes de la plasticité, viennent aider puissamment à l'action essentiellement reconstituante de nos eaux minérales.

Ici le traitement général convient particulièrement; il doit être prolongé et gradué en énergie suivant le degré de la maladie, suivant l'âge du sujet, etc.

Les succès de l'eau de Balaruc dans le rachitisme sont très-connus dans les localités voisines. L'appropriation des moyens balnéaires aux exigences de chaque cas particulier, celle surtout de la boisson altérante, des douches et des eaux-mères, rend notre traitement préférable à celui des bains de mer.

CACHEXIES DIVERSES. — SCORBUT. — Cachexie désigne habituellement un état d'altération générale et profonde de l'organisme, par suite d'une maladie chronique grave et prolongée, et spécialement les périodes ultimes des états diathésiques.

Définir cet état morbide, c'est en marquer en même temps les indications : réagir contre l'atonie du système en stimulant à propos certains organes, régénérer les fonctions assimilatrices profondément perverties ; en un mot, reconstituer l'économie: voilà ce que la médication hydro-thermale par les eaux de Balaruc, et avec le concours des grands moyens hygiéniques, est particulièrement à même d'effectuer.

Je puis en dire autant des convalescences longues qui terminent la plupart des fièvres graves, et de tous les états dans lesquels un travail de régénération des fonctions et des organes est manifestement indiqué.

Notons ici les remarquables résultats obtenus en

1855, à l'hôpital de Balaruc, sur les malades scor-
butiques de l'armée d'Orient, et qui ont été consignés
à l'époque dans les *Annales de la Société d'hydro-
logie médicale*, par l'ancien inspecteur, M. le docteur
Le Bret.

Bien que je ne puisse moi-même en rapporter
d'exemple, la rapidité dans la disparition des accidents
et le nombre des guérisons alors obtenues restent
comme une preuve éclatante de la vertu de nos eaux.

XIII.

**Arthrite chronique. — Obésité. — Plaies par
armes à feu.**

ARTHRITE CHRONIQUE SIMPLE. — ENTORSE. —
ANKYLOSE. — L'arthrite chronique simple, la seule
dont j'ai à m'occuper, se produit indépendamment
de toute disposition morbide générale, et ne reconnaît
pas d'autre cause qu'une violence extérieure.

Compliquée ou non d'épanchement dans la cavité
synoviale, elle consiste surtout dans l'état phlegmasique lent des tissus fibro-séreux, entraînant le gonflement de toute la jointure, avec gêne et douleur
pendant les mouvements.

Que ce genre d'affection ait succédé à un état

franchement phlegmasique, que les phénomènes morbides aient, au contraire, toujours gardé ce caractère de lenteur, le mode de traitement doit être le même, et il n'en est pas de plus efficace que celui qui consiste dans l'emploi de nos eaux.

Maladie tout à fait locale, les moyens de la combattre doivent surtout être locaux. Leur application est bien simple. Les cataplasmes de boues enveloppant la jointure malade et quelquefois le membre tout entier, sont maintenus appliqués pendant trois quarts d'heure chaque jour. Un bain général modérément chaud doit suivre ces applications locales ; sa durée, assez variable selon les individus, peut être d'une demi-heure.

Après quelques jours de ce traitement, lorsque l'empâtement péri-articulaire commence à se ramollir, quelques douches locales et très-légères peuvent être avantageusement administrées de suite après le bain. La stimulation modérée qu'elles produisent d'habitude active la résorption des parties engorgées, en même temps qu'elle développe la souplesse qui recommence à fonctionner.

Un verre d'eau minérale, que le malade boit lentement pendant la durée des boues, peut faciliter singulièrement les effets de la médication.

Les mêmes moyens sont encore applicables aux diverses entorses et aux accidents particuliers qu'elles laissent parfois après elles, tels que la faiblesse des jointures et l'engorgement des tissus.

La raideur et les adhérences des tendons, l'épaississement des ligaments et les brides plus ou moins solides produites par l'inflammation, tous accidents qui caractérisent l'ankylose, peuvent être très-heureusement modifiés par une cure thermale.

Obésité. — On constate assez souvent, dès la deuxième ou troisième semaine de traitement, une diminution toujours notable et parfois très-considérable dans le poids des personnes qui font usage de nos eaux. Cette diminution, qui porte surtout sur la graisse de l'abdomen et des autres parties du corps, m'a paru en rapport avec les évacuations bilieuses plus ou moins considérables qu'une certaine quantité de boisson minérale détermine habituellement.

Instituée contre l'obésité, l'administration de nos eaux peut rendre de réels services ; et je pourrais citer tel de mes clients qui a laissé à Balaruc, après une seule cure, treize kilogrammes de son poids. Ce résultat a été obtenu tout à l'avantage du ma-

lade, qui n'éprouva un seul instant ni excitation ni
fatigue tant que dura le traitement.

C'est encore en vertu de leur propriété purgative
que nos eaux minérales peuvent être très-utilement
employées comme désobstruantes des viscères abdo-
minaux. Ce qui les rend surtout précieuses, c'est
que leurs effets purgatifs, quoique longtemps répétés, ne déterminent jamais l'irritation intestinale
que ne manquent pas de produire, à un degré variable, tous les autres purgatifs. C'est au point que
M. le docteur Rousset a pu dire en parlant de notre
boisson minérale : « On n'a pas encore trouvé
d'exemples dans lesquels elle ait été malfaisante ».

PLAIES PAR ARMES A FEU. — Les eaux de Balaruc
se montrent très-efficaces dans le traitement des
plaies par armes à feu. Les trajets fistuleux et les
ulcères interminables auxquels ces blessures donnent lieu, ne résistent pas longtemps à l'action ci-
catrisante de nos eaux. Les lésions osseuses qu'elles
déterminent, si souvent suivies d'ostéites, de né-
croses et de formation d'esquilles, sont très-favora-
blement modifiées par un travail inflammatoire que
la médication développe autour du fragment osseux.

Ce travail aboutit à l'expulsion de l'esquille et à la réparation rapide des tissus lésés.

Les adhérences vicieuses qui suivent la cicatrisation sont également traitées avec avantage. Sous l'influence des eaux, le tissu inodulaire acquiert plus de souplesse, les adhérences se relâchent.

OBSERVATIONS

Hémiplégie gauche (suite d'apoplexie).

M. S..., 66 ans, jardinier, de Carcassonne. — Constitution moyenne, tempérament nervoso-sanguin, avait joui d'une santé ordinaire. Au mois de mars 1873, il éprouva, le matin en se levant, un peu de céphalalgie. Il sort néanmoins pour vaquer à son travail habituel. Au bout d'une heure, le mal de tête persistant, S... se décide à rentrer chez lui. Arrivé près d'un ruisseau, il se baisse pour tremper la main et se rafraîchir le front. A ce moment, les forces lui manquent, et il tombe au bord de l'eau. Ce fut seulement deux heures après que son fils s'aperçut de sa chute. Il le trouva sans connaissance, la moitié du corps dans l'eau. Transporté dans son lit, le malade ne parut revenir à lui que quatre ou cinq heures après l'accident.

Une hémiplégie gauche très-grave s'était déclarée avec une aphonie à peu près complète (sangsues, révulsifs). — Après deux mois de lit, S... commence à se servir de la jambe, mais sans sortir de sa chambre.

Au mois d'août, il vient à Balaruc. A ce moment, il

ne peut marcher qu'appuyé sur le bras de sa femme ;
il laboure du pied le sol. Le membre supérieur, complétement impotent, est le siége d'une hyperesthésie
marquée ; le moindre choc est douloureux et provoque
des mouvements réflexes (contraction subite des muscles extenseurs). Atrophie des masses musculaires,
surtout à l'épaule. La sensibilité du membre inférieur
paraît normale ; il n'y a pas non plus d'amaigrissement
appréciable.

A cela s'ajoute une déviation de la bouche, du côté
droit, du larmoiement de l'œil gauche, et un sentiment
de froid dans la joue du même côté.

La parole s'articule avec facilité, mais la mémoire de
beaucoup de mots des plus usuels fait défaut au malade. — Une constipation opiniâtre complique ce grave
état.

Le traitement s'est fait à la source Bidon : il a con-
sisté, pendant les premiers jours, en bains généraux,
pédiluves, boisson minérale. Lorsque cette dernière
n'amenait pas de selles, elle était suivie d'une douche
rectale. — Au dixième jour, nous constatons un mieux
sensible. Le malade est plus fort sur sa jambe ; il marche
moins difficilement. Le membre supérieur, moins sensible, exécute certains mouvements. L'avant-bras peut
faire avec le bras un angle de 90°. — A partir de ce
moment, et seulement tous les deux jours, une douche
générale remplace le bain entier ; le reste du traitement
est le même.

A la fin de la cure, c'est-à-dire vingt jours après,

S... faisait le tour du salon sans canne. Les progrès du bras, quoique moins accentués, étaient cependant notables. La conversation se faisait avec plus de facilité.

Un mois après son départ de Balaruc, j'ai eu des nouvelles de M. S... : le mieux se continuait, la constipation avait disparu.

OBSERVATION II.

Hémiplégie gauche (suite d'apoplexie).

M. Frédéric V.., de Lézignan (Aude), âgé de 32 ans, cultivateur. — Après avoir reçu une averse, cet homme fut pris, le même soir, d'un violent frisson, et peu après, d'une hémoptysie qui lui fit perdre beaucoup de sang ; le lendemain, fièvre intense, douleurs dans la poitrine ; une phlegmasie pulmonaire tient le malade au lit pendant près de deux mois.

Après huit jours de convalescence, attaque d'apoplexie, sans perte de l'intelligence. A la suite : embarras de la parole, déviation de la face à droite, paralysie de tout le côté gauche (on prescrit une purgation et des révulsifs aux jambes). Pendant deux mois qu'il garda le lit, V... fut tourmenté par une douleur pongitive à l'épaule et dans le genou du côté pris (frictions calmantes, fumigations aromatiques). Les douleurs diminuèrent dans le troisième mois.

Arrivé à Balaruc sept mois après l'accident, le malade ne peut se servir que très-imparfaitement de son bras et de sa jambe. La sensibilité est diminuée dans tout le membre pelvien et particulièrement au genou ;

la main est à demi fléchie et persiste dans cette position. L'état général est bon ; l'intelligence paraît intacte, mais la constipation persiste et gêne beaucoup le malade.

Les premiers bains, pris à l'établissement Labat, réveillent les douleurs de l'épaule. On suspend le traitement thermal pour le reprendre quelques jours après. La boisson minérale, à doses purgatives, réussit à peu près chaque jour. Au vingt et unième bain, on constate une grande amélioration : pas de douleurs, plus de liberté dans les mouvements, la contracture de la main a complétement disparu.

OBSERVATION III.

Rhumatisme articulaire.

M. F..., d'Arles, 25 ans, tempérament lymphatique, constitution moyenne. — Au mois de décembre 1872, F... eut l'imprudence de se mettre dans l'eau pendant une partie de pêche. La nuit suivante, fièvre intense, douleurs articulaires aiguës, surtout à l'épaule et à l'articulation coxo-fémorale du côté droit (saignée, sangsues, cataplasmes émollients). Trois jours après, douleurs intenses dans plusieurs jointures du côté gauche ; persistance de la fièvre pendant douze jours. — Convalescence lente, suivie d'une douleur sourde dans les deux genoux et dans le cou-de-pied gauche, avec gonflement persistant.

Au mois de mars, nouvelles douleurs aiguës, se portant alternativement sur diverses articulations, qui le tiennent au lit pendant vingt jours. Depuis, douleur et gonflement des jointures des extrémités pelviennes, sentiment de froid dans l'épaule droite.

Il se décide à faire usage des eaux de Balaruc au mois d'août 1873. Je constate une faiblesse marquée dans les deux membres inférieurs, avec flaccidité des muscles et commencement d'atrophie. Les genoux et les deux jointures tibio-tarsiennes sont manifestement gonflés, sans chaleur à la peau. L'empâtement paraît exclusivement péri-articulaire.

Les premiers bains, pris à l'établissement Labat, réveillent des douleurs. Le traitement est suspendu. Après deux jours de repos, les bains sont bien supportés et calment les douleurs. Application des boues sur les jointures malades, bains généraux et boisson minérale, tels sont les moyens employés.

A la fin de la cure, on constate une grande amélioration : pas de douleurs, diminution notable des engorgements articulaires, liberté presque complète dans les mouvements.

OBSERVATION IV.

Paraplégie (suite de fièvre typhoïde).

M. D..., 45 ans, de Paris, tailleur, d'un tempérament lymphatique et nerveux, d'une constitution moyenne, fut atteint de fièvre typhoïde au mois de septembre 1872; — plusieurs jours de délire, trois mois de lit. — Pendant cette grave maladie, il est frappé de paraplégie complète avec insensibilité de la peau et atrophie des membres inférieurs. Les fonctions du rectum et de la vessie sont paresseuses.

Après un mois de convalescence, il se soumet au traitement de l'électricité. On constate, en outre, de l'analgésie pendant deux mois que dure ce traitement. Graduellement, la sensibilité cutanée revient, mais la force des jambes est plus lente à apparaître. Sept mois après sa maladie, D... peut faire quelques pas avec des béquilles. Cette amélioration progresse sous l'influence d'un régime tonique et de l'hydrothérapie.

Il vient à Balaruc au mois d'août 1873 et loge à l'établissement thermal.

L'état général est satisfaisant ; la sensibilité cutanée paraît normale, mais les jambes sont faibles et très-amaigries. Il fait une centaine de pas avec ses béquilles.

Après dix-huit jours de traitement, l'amélioration est très-sensible. Le malade peut se tenir debout et marcher avec un bâton ; il peut s'asseoir et se lever librement.

OBSERVATION V.

Hémiplégie droite (suite d'apoplexie).

Mme E. B..., domestique, du Piol (Aveyron), 38 ans, d'un tempérament sanguin, d'une bonne constitution, n'avait jamais été gravement malade jusqu'au mois de juillet 1873. A cette époque, en revenant de laver du linge, elle tombe subitement frappée d'apoplexie. Après une heure de perte de connaissance, elle se trouve paralysée de tout le côté droit du corps, avec atonie du côté gauche de la face. La parole, d'abord gênée, revint le jour même à son état normal, mais la faiblesse générale et la gravité de l'hémiplégie tinrent la malade au lit pendant vingt-cinq jours (strychnine, frictions stimulantes le long du rachis, purgations fréquentes). — Enfin Mme B... vint à l'établissement Bidon, à Balaruc, au mois d'octobre suivant.

L'hémiplégie, à cette époque, est très-accentuée : la marche est pénible et n'est possible qu'avec le secours d'un bâton, le pied traîne et fauche; le bras, en écharpe, n'a encore été d'aucune utilité ; une légère anesthésie existe dans tout le côté, plus marquée dans le membre supérieur ; le deltoïde et les autres muscles de l'épaule présentent de l'atrophie. Le jour même, la malade me fait observer qu'elle est en pleine période menstruelle. Je prescris un traitement complet, en recommandant toutefois de n'employer que la boisson minérale seulement pendant la durée des règles, et de n'user des bains que quatre ou cinq jours plus tard.

Huit jours après, je revois Mme B..., plus forte de sa jambe, moins impotente de son bras; elle s'empresse de raconter qu'elle a fait usage des eaux, mais seulement en boisson. Les purgations des premiers jours l'avaient tellement satisfaite, qu'elle s'était bien promis de n'employer que ce moyen. Malgré mes conseils, elle ne fit pas autre chose que boire jusqu'à la fin de la cure.

Après dix-huit jours de purgations régulières, la malade allait beaucoup mieux. Le pied ne traînait plus, et la main avait recouvré une bonne part de sa motilité.

OBSERVATION VI.

Hémiplégie gauche (suite d'apoplexie).

Mme Rose V..., d'Esplas (Aveyron), âgée de 51 ans, d'un tempérament sanguin-nerveux, bien constituée, ayant toujours joui d'une excellente santé, commença par éprouver des vertiges passagers, dont elle fit d'abord peu de cas.

En décembre 1873, environ un an après l'apparition des premiers vertiges, elle eut, pendant le repas, une attaque d'apoplexie, avec perte complète de connaissance. Cet état dura trois jours. Les phénomènes de paralysie portèrent sur le côté gauche et déterminèrent la perte absolue du sentiment et du mouvement des deux membres correspondants. La face fut tordue, et lorsque la malade put parler, elle ne s'exprimait qu'avec beaucoup de peine (saignée, purgatifs). — Persistance de cet état pendant un mois ; point d'amélioration sous l'influence des sangsues à l'anus et des purgations répétées. La paresse de la vessie et du rectum, qui s'était révélée dès le début, persistait au même degré. On prescrit des frictions stimulantes ; quelques légers mouvements reviennent au membre pelvien, puis au bras. Au bout d'un mois et demi, la parole est moins difficile, l'intelligence à peu près nette, le sensibilité cutanée est très-obscure.

Cette femme vient prendre les eaux de Balaruc au mois de juillet 1874; elle emploie l'eau de la source communale. — Elle marche difficilement encore; un grand sentiment de faiblesse réside dans la jambe malade, sur un terrain tant soit peu inégal. Le bras n'a point de force, et les doigts peuvent à peine serrer ce qu'ils embrassent; la bouche est sensiblement déviée.

Après une saison, Mᵐᵉ R. V.. marche beaucoup mieux; le bras a récupéré presque toutes ses forces. Elle pourra, dans sa maison, se livrer à de petites occupations.

OBSERVATION VII.

Sciatique droite.

M. M. J.. , cocher, de Périgueux, 32 ans, bien constitué et d'un tempérament nerveux, avait toujours joui d'une assez bonne santé, lorsqu'au mois de septembre 1873, après s'être mouillé, il ressentit dans la cuisse et dans la hanche droite quelques points douloureux qui s'étendirent bientôt dans toute la longueur du membre (vésicatoires, purgatifs). — Cette douleur, parfaitement localisée, suivait le trajet du sciatique, et présentait des recrudescences que rien ne pouvait calmer.

Plus tard, le malade essaya des fumigations résineuses et diverses frictions, qui rarement apportèrent quelque soulagement.

Lorsqu'il arriva à Balaruc, au mois de juillet 1874, il était maigre et affaibli; le membre malade présentait un degré d'atrophie marquée, et la marche avec un bâton paraissait très-pénible. Le traitement fut suivi à l'établissement thermal; il consista dans l'emploi de bains généraux à température élevée, qui alternèrent avec les douches. La boisson laxative fut administrée tous les deux jours; la boisson, à dose tonique, fut quotidienne.

Après douze bains et dix douches, les douleurs avaient complétement disparu ; les forces générales avaient en même temps notablement gagné. J'ai considéré M... comme tout à fait guéri.

OBSERVATION VIII.

Hémiplégie droite (suite d'apoplexie).

M. le curé A..., d'Arre (Gard), âgé de 46 ans, d'un tempérament lymphatico-sanguin, bien constitué et d'un embonpoint ordinaire, avait joui, avant la maladie actuelle, d'une excellente santé. Ce malade raconte qu'au mois de février 1874, pendant une promenade qu'il fit à quelque distance de la cure, il se sentit subitement envahi par une faiblesse générale, sans localisation précise, qui le fit d'abord chanceler, mais sans amener de chute. Surpris d'un accident qu'aucun trouble antérieur n'avait fait pressentir, le malade put néanmoins, seul et sans aucun appui, regagner sa demeure. Cet état de faiblesse se maintint à peu près le même jusqu'au moment où il se mit au lit à son heure habituelle. Pendant la nuit, le sommeil lui parut agité, sans être jamais complétement interrompu. Ce ne fut que le matin, lorsque M. A... voulut se lever, qu'il s'aperçut, non sans étonnement, que les membres du côté droit ne pouvaient plus le servir. En même temps, un sentiment assez pénible de pesanteur et d'engourdissement, dont le malade put très-bien se rendre compte, se manifesta dans tout le côté pris. Le médecin appelé constata ces divers symptômes et une diminution légère de la sensibilité cutanée. Les facultés intellectuelles paraissaient n'avoir reçu aucune atteinte. Une application de sangsues à l'anus fut ordonnée, en même temps qu'un purgatif et des révulsifs aux extrémités. Le même état persista jusqu'au troisième jour; à ce moment, la parole, libre jusque-là, s'embarrassa subitement et les accidents hémiplégiques s'accentuèrent davantage. Des sangsues furent encore appliquées, mais sans résultat appréciable, du côté de l'hémiplégie. Le malade resta alité pendant vingt-trois jours. Depuis, sans autre traitement que l'administration de quelques purgatifs, son état s'est progressivement amélioré, sauf les troubles d'innervation des organes de la parole, qui ont toujours persisté.

Lorsqu'il est arrivé à Balaruc, environ six mois après l'attaque, j'ai constaté la faiblesse de tout le côté droit, un sentiment de froid accusé par M. A... dans les mêmes parties et surtout dans le membre supérieur. La sensibilité, notablement revenue, était encore un peu émoussée. L'intelligence était intacte.

Une diplopie dont M. A... rapportait le début au premier accident, persistait encore dans l'œil du côté droit; enfin, la parole restait embarrassée, ce qui préoccupait surtout le malade.

Logé à l'établissement thermal, M. A... suivit un traitement qui dura dix-neuf jours et amena les meilleurs résultats. A son départ, en effet, M. A... avait à peu près recouvré toutes ses forces et il articulait beaucoup plus facilement. La diplopie avait aussi disparu.

Un an plus tard, M. A..., très-satisfait de sa première cure, revint encore à nos eaux, mais uniquement pour assurer la guérison.

OBSERVATION IX.

Hémiplégie droite (suite d'apoplexie).

M. M..., âgé de 42 ans, propriétaire à Mazères (Ariège), d'un tempérament lymphatique et sanguin, d'assez bonne constitution, eut, en 1864, une attaque d'apoplexie qui laissa après elle une hémiplégie droite.

Ces accidents amenèrent à deux reprises le malade à Balaruc. Après la deuxième saison thermale, M. M... put se considérer comme entièrement guéri, et il reprit sa vie ordinaire.

En 1874, c'est-à-dire dix ans plus tard, il fut frappé d'une nouvelle attaque qui s'accompagna, cette fois, de la perte de connaissance et détermina de nouveau la paralysie du côté droit. Quelques jours après, les accidents s'étaient sensiblement amendés, mais il restait toujours, à un degré très-marqué, la paralysie de la sensibilité cutanée et de la motilité. Pendant plus d'un mois, une douleur intense occupa le pied malade ; elle céda ensuite spontanément.

Au bout de quatre mois, il arriva à Balaruc, en août 1874, et se logea à l'établissement Bidon.

Il présentait un affaiblissement général évident : la marche était très-gênée, la jambe lourde et traînante ; le bras droit était atrophié à un degré très-appréciable, et le malade accusait des fourmillements au pied et à la main du même côté. Toutes les parties atteintes offraient une diminution réelle de la sensibilité cutanée. Je constatai en même temps de la lenteur dans l'intelligence et une certaine hésitation dans la parole. Le malade se disait très-constipé et agité pendant la nuit.

A son départ de Balaruc, après vingt et un jours de traitement, pendant lesquels il avait pris dix-neuf bains, neuf douches, et chaque jour une dose purgative d'eau minérale, on constatait l'amélioration suivante : les membres paralysés avaient recouvré leur sensibilité normale en même temps qu'une grande partie de leur énergie musculaire ; la jambe surtout était beaucoup plus forte et le pied ne traînait plus en marchant ; le malade, beaucoup moins triste, causait avec plus d'entrain ; l'état général surtout avait gagné. Tout fit présager, et à courte échéance, une guérison à peu près complète.

OBSERVATION X.

Scrofule.

Jean C..., 9 ans, de Bouzigues, présente tous les signes de la scrofule : visage bouffi, lèvres grosses, engorgements ganglionnaires au cou, membres grêles, ventre très-développé, diarrhées fréquentes. Plus jeune, il a eu des croûtes à la tête, et une oreille a longtemps suppuré.

Aujourd'hui, l'engorgement des ganglions cervicaux forme sur le côté gauche du cou une tumeur volumineuse qui fait pencher la tête à droite. — L'enfant dort bien et possède un appétit vorace.

Le traitement est suivi à l'établissement Bidon.

Les boues sont appliquées sur la tumeur du cou, en même temps que le traitement général est parfaitement suivi. Au bout de dix jours, l'enfant avait plus de force, et l'empâtement, réduit de moitié, était notablement ramolli.

A la fin du traitement, trois ganglions, parfaitement distincts, faisaient encore saillie sous la peau, mais la tête était droite et se mouvait facilement. Les lèvres étaient moins grosses et le visage plus coloré.

OBSERVATION XI.

Hémiplégie gauche (suite d'attaque) ; Anémie.

Mme la marquise du R..., de Brioude, 53 ans, tempérament nerveux, constitution moyenne, éprouva subitement, en janvier 1875, une attaque de paralysie qui atteignit le côté gauche. Quatre mois plus tard, la faiblesse du membre inférieur avait disparu en partie, celle du bras persistait davantage.

C'est alors que la malade arriva à Balaruc pour suivre un traitement à l'établissement Bidon. Je constatai l'état suivant : amaigrissement marqué, faiblesse générale, anémie manifeste s'accompagnant de palpitations précordiales et de souffle aux carotides ; paralysie incomplète de la sensibilité cutanée et de la motilité dans les membres du côté gauche, mais beaucoup plus marquée dans le membre supérieur ; impressionnabilité nerveuse très-grande, sommeil généralement agité, constipation habituelle.

Après trois bains tièdes et courts, je prescrivis les douches, à jet très-faible, le long du rachis et sur les membres malades ; la boisson minérale, modérément laxative, fut prise chaque jour.

Vingt jours plus tard, Mme du R... se trouvait notablement mieux. Elle avait plus de coloration et beaucoup plus de force. Elle marchait déjà avec plus d'assurance et son bras la servait mieux.

L'année suivante, au mois de mai, j'eus l'avantage de revoir la malade. Elle vint à Balaruc pour une seconde saison. Les palpitations, calmées pendant quelque temps après la première cure, avaient de nouveau apparu pendant l'hiver, à la suite d'inquiétudes domestiques. Cependant l'état général me sembla meilleur, et la faiblesse paralytique à peine marquée dans le bras.

Le traitement fut encore suivi de très-bons résultats : les palpitations s'amendèrent, l'anémie céda en grande partie, et les forces générales s'accrurent notablement.

OBSERVATION XII.

Hémiplégie gauche (suite d'apoplexie).

M. T.., 43 ans, négociant à Moissac (Tarn-et-Garonne), d'un tempérament sanguin et d'une très-bonne constitution, a éprouvé plusieurs fois des atteintes de goutte qui ont nécessité une saison à Vichy. Il a gardé, pendant plusieurs mois, des hémorrhoïdes fluentes qui se supprimèrent spontanément au milieu de 1874. La santé générale n'en parut nullement affectée, et M. T... continua à vaquer à ses affaires de négoce.

Plusieurs mois après, en février 1875, sans phénomènes prémonitoires appréciables, le malade est frappé d'attaque au milieu de ses occupations. Subitement pris de vertige, il tombe. La parole s'embarrasse, la perte de connaissance est manifeste ; les accidents d'une grave hémiplégie se déclarent du côté gauche : impotence complète des deux membres, anesthésie marquée (application de sangsues, purgations, révulsifs aux extrémités). — Après plusieurs jours de lit, le malade peut se lever et faire quelques pas en s'appuyant sur une chaise. Au bout d'un mois, les hémorrhoïdes apparaissent de nouveau sans intervention thérapeutique. Un mieux lent, mais cependant appréciable, finit par permettre à M. T... de marcher assez péniblement à l'aide d'une canne.

Il se décide à venir à Balaruc au commencement de mai pour suivre un traitement à l'établissement thermal.

A ce moment, je peux constater qu'il traîne beaucoup
la jambe gauche, laquelle ne progresse qu'en fauchant.
Le membre supérieur est sans force; la main, contrac-
turée, reste à demi-fléchie. La sensibilité cutanée, à
peine diminuée au membre supérieur, est beaucoup
plus obtuse au membre pelvien. La commissure labiale
droite est légèrement tirée. Les organes des sens
paraissent intacts, mais la parole s'articule avec une gêne
évidente , sans que l'intelligence paraisse troublée.
Les fonctions urinaires, celles de la défécation, se font
assez régulièrement, sauf pour ces dernières une tendance à la constipation.

Après huit jours de traitement, le malade avait
éprouvé une amélioration notable : il pouvait marcher
sans canne et porter la main gauche jusqu'à la hauteur
du menton. La parole était déjà plus facile.

A la fin de la cure, qui dura vingt-deux jours, M. T..,
guéri, pouvait se promener sans appui et avec une entière
assurance. La main gauche lui servait à table et l'embarras des organes phonateurs avait totalement disparu.

De retour chez lui, M. T... reprenait ses affaires , et
la guérison paraissait définitivement assurée.

Surviennent les inondations de juin et les désastres
qui les signalent à Moissac. M. T..., malgré sa maladie
récente, se jette plusieurs fois à l'eau pour opérer des
sauvetages. Ces actes de dévouement devaient lui être
funestes : le même jour, il fut pris d'une seconde attaque, suivie de la paralysie du même côté.— Anesthésie,

impotence des deux membres, articulation des mots à peu près impossible tels furent les accidents qui persistèrent après la crise.

Au mois d'octobre de la même année, M. T... venait à Balaruc demander une seconde fois la santé à nos eaux. Ne marchant qu'avec peine, impotent du bras gauche, ne se faisant plus comprendre lorsqu'il voulait parler, le malade se mit à suivre son deuxième traitement thermal.

Encore cette fois la guérison ne se fit pas longtemps attendre. Vingt jours après, M. T... laissait sa canne, parlait assez distinctement et se servait de son bras.

Depuis, l'intégrité des fonctions n'a fait que se confirmer. Au mois de mai 1876, c'est-à-dire un an après, j'ai eu le plaisir de revoir mon ancien malade, sans qu'il restât chez lui la moindre trace des infirmités premières.

OBSERVATION XIII.

Hémiplégie droite (suite d'apoplexie).

M. A...., âgé de 29 ans, employé dans les lignes des chemins de fer d'Orléans, d'une forte constitution et d'un tempérament lymphatico-sanguin, avait joui d'une santé excellente, lorsqu'au mois de mars 1874 , il éprouva, à deux reprises dans la même journée, des vertiges subits. Le soir, pendant le repas, il fut pris d'une attaque qui lui fit perdre connaissance pendant un quart d'heure à peu près, et qui s'accompagna d'une hémiplégie complète du côté droit, avec déviation de la bouche, troubles dans la vue et aphonie incomplète.

Le malade resta trente-cinq jours au lit, pendant lesquels une constipation opiniâtre nécessita l'emploi de purgatifs très-énergiques (médecine Leroy). — La vessie fut aussi atteinte, et il fallut sonder plusieurs fois le malade, mais au début seulement.

Des progrès lents se sont accomplis depuis.

Arrivé à Balaruc au mois de mai 1875, M. A.... présente une hémiplégie droite incomplète, se traduisant par une faiblesse notable du membre inférieur, avec diminution de la sensibilité ; par de la faiblesse, de la raideur et de la contracture du membre supérieur, qui présente aussi un degré marqué d'atrophie.

La santé générale semble dans un état satisfaisant ; les organes des sens fonctionnent normalement ; l'intelligence ne paraît pas atteinte. Il se plaint seulement d'une constipation difficile à surmonter, mais la miction se fait sans aucune gêne.

Logé à l'établissement thermal, M. A... suit pendant vingt jours un traitement régulier (bains entiers, pédiluves, boissons purgatives et douches à la fin). — Il se trouve alors dans une situation de santé notablement meilleure : la jambe, beaucoup plus forte, lui permet de marcher presque sans claudication apparente ; la contracture et la raideur du bras ont cédé en grande partie. Le malade peut se moucher de la main droite.

OBSERVATION XIV.

Tumeur blanche (coxalgie droite).

M. E..., 19 ans, de Toulouse, a commencé à souffrir de la hanche gauche pendant l'hiver de 1870-71.

Au moment où va se faire le traitement thermal, au mois d'octobre 1873, il est dans l'état suivant : hanche gauche volumineuse et déformée, la saillie du grand trochanter portée en arrière et en dehors ; dépresssion du pli de l'aine beaucoup plus marquée, avec engorgement ganglionnaire formant paquet ; deux trajets fistuleux, l'un en avant du grand trochanter, l'autre au-dessus ; suppuration abondante mêlée de sérosité ; douleurs spontanées peu marquées, vives pendant les mouvements imprimés au membre ; luxation évidente, mais probablement incomplète, de la tête du fémur en arrière et en dehors ; cuisse au trois quarts fléchie sur le tronc ; mouvements très-limités. Tout me fait présumer que la tête fémorale, déplacée, n'a pas complétement abandonné sa cavité naturelle ; elle s'appuie sur le rebord de cette cavité pour s'y faire une nouvelle place.

C'est ce travail de réparation que je devais solliciter, ou tout au moins favoriser.

Mon attente ne fut pas trompée, et la guérison spontanée, à laquelle je pense avoir beaucoup contribué, s'est faite dans ce sens.

Le traitement fut suivi à l'établissement Bidon avec la plus grande régularité : traitement général (bain et eaux de la source en boisson), traitement local (boues minérales, douches chaudes très-faibles vers le milieu du traitement).

A la fin de la saison, un changement appréciable s'é-tait opéré: les mouvements ordinaires du membre étaient encore plus limités, le gonflement de la hanche avait sensiblement diminué.

Deux ans plus tard, E... revenait à Balaruc pour compléter sa guérison, et entrait à l'hôpital.

Ce qui alors me frappa, ce fut le degré de nutrition très-considérable auquel le membre malade était arrivé; l'articulation s'était complétement ankylosée et les deux orifices fistuleux, fermés, présentaient deux cicatrices.

Le point de départ de ce travail réparateur avait eu lieu sous l'influence de nos eaux; la nature et le temps avaient fait le reste.

OBSERVATION XV.
Paralysie choréique.

Louise P..., de Nimes, 8 ans, d'un tempérament nerveux, fut atteinte de convulsions subites à l'âge de 7 mois, à la suite d'une violente colère prise par sa nourrice quelques heures auparavant. Les convulsions durèrent plus d'une heure ; elles laissèrent à leur suite une faiblesse marquée dans tout le côté droit du corps, avec quelques mouvements convulsifs de la tête et des membres du côté gauche. L'état choréique persista avec la même intensité, sans amener d'autres désordres

jusqu'à l'âge de 5 ans. La faiblesse du côté droit avait
à peu près disparu.

Mais à cette époque, après une frayeur subite éprouvée par l'enfant, les accidents choréiques augmentèrent
d'intensité et devinrent plus persistants, surtout au
côté gauche. Soumise à divers traitements (bromure
de potassium, application d'un cautère au bras, etc.),
mais sans résultats bien marqués, la malade vit progressivement s'affaiblir le bras et la jambe gauches, qui
finirent par s'atrophier sensiblement. En dernier lieu,
les douches froides le long du rachis ont procuré une
amélioration réelle en diminuant les mouvements convulsifs ; mais, deux mois plus tard, le même état s'est
reproduit.

Arrivée à Balaruc au mois de mai 1874, cette enfant
présentait les signes de la névrose choréique avec hémiplégie incomplète du côté gauche. Le membre supérieur surtout était d'une grande faiblesse ; c'était à
peine si la main pouvait tenir une cuiller ordinaire,
qui penchait par son propre poids et finissait par s'é-
chapper. Le membre inférieur, moins faible, était cependant traînant ; dans la station debout, l'enfant évitait
de s'appuyer sur lui, et elle se portait entièrement sur
le membre du côté gauche.

La voix était hésitante, elle ne se produisait que par
monosyllabes convulsivement interrompus ; la vue était
bonne, les fonctions digestives se faisaient d'une façon
satisfaisante. Le sommeil était calme, la respiration ré-
gulière.

11

Pendant dix-huit jours, elle prend à l'établissement Bidon neuf bains et huit douches, avec demi-verre, chaque matin, d'eau minérale refroidie.

A son départ, on constate une amélioration notable : les membres du côté droit ont recouvré une bonne partie de leurs forces et la marche est assez libre; les mouvements choréiques sont un peu diminués.

Mais le résultat remarquable consiste surtout dans le retour de la contractilité musculaire du bras paralysé. L'enfant nous serre fortement la main ; elle porte sa petite chaise, et, n'était l'agitation convulsive, le bras la servirait parfaitement.

OBSERVATION XVI.

Névralgies (Asthénie nerveuse).

Mme de L..., 38 ans, de Paris. — Tempérament lymphatique et nerveux, constitution débile; a toujours été sujette aux spasmes nerveux. Dans son enfance, elle eut des convulsions ; plus tard, les fonctions cataméniales ne s'établirent qu'avec peine et s'accompagnèrent de névralgies diverses. Mariée à l'âge de 26 ans, Mme de L... n'a pas eu de grossesse.

Depuis deux ans, elle est sujette à des évanouissements fréquents qui durent quelques minutes, et que la malade sent parfaitement venir. Elle a le temps d'appeler à l'aide et même de s'asseoir pour ne pas tomber. Quoique très-fréquentes, ces syncopes n'ont jamais déterminé de chute; mais une faiblesse générale et progressive a gagné tous les membres.

Mme de L... a des névralgies fréquentes qui se déplacent facilement. Elle a surtout souffert de douleurs sus-orbitaires et de névralgie faciale du côté droit ; dans ce moment, la sensibilité des muscles de la face est altérée ; il lui semble que ses joues sont de coton. Quelques jours après, la névralgie passe de la face aux bras, puis des bras aux membres pelviens.

La tête est faible et les facultés intellectuelles sont incapables d'un travail un peu soutenu. Mme de L... a peine à suivre une conversation ordinaire.

La veille, pendant le voyage, elle a encore eu un évanouissement qui a duré neuf ou dix minutes.

Je constate, comme état général, une anémie marquée et surtout une asthénie profonde, sans que le défaut de dynamisme nerveux soit plus accentué dans une partie du corps.

Mme de L... commence son traitement au mois de mai 1875 à l'établissement thermal. Je prescris pour chaque jour trois quarts de verre d'eau minérale refroidie, prise par petites gorgées ; alternativement, un bain de vingt minutes légèrement frais, et une douche en arrosoir à 32° centigr. le long du rachis et des membres pelviens.

Au bout de huit jours, l'énergie se réveillait d'une façon notable, et Mme de L... souffrait moins de ses douleurs. Ce même traitement, continué pendant vingt jours, amena une guérison, sinon complète, au moins

satisfaisante : force physique, gaîté, rémission des névralgies, tels furent les résultats obtenus.

Paralysie saturnine.

M. E. G..., 32 ans, capitaine au long cours, de Bordeaux, d'un tempérament nerveux, d'une constitution
excellente, contracta des coliques sèches, il y a neuf ans,
dans les mers de Chine. Les conserves alimentaires
dont l'équipage faisait un usage journalier, renfermées
dans des boîtes en fer, servirent de véhicule au principe toxique. On constata, en effet, que dans l'étamage
des boîtes le plomb avait remplacé l'étain.

Depuis le début de la maladie, M. G... a suivi plusieurs traitements ; il a usé de tous les purgatifs énergiques sans jamais en obtenir de résultats permanents.

Peu à peu les localisations d'accidents paralytiques
devinrent manifestes : les deux membres supérieurs
perdirent de leur force, et la contractilité des extenseurs
devint de plus en plus difficile.

Arrivé à Balaruc au mois de juin 1875, le malade
présente une constipation habituelle, mais moins tenace, une atrophie très-marquée des muscles extenseurs des deux avant-bras, avec une grande faiblesse
de ces parties. Lorque M. G... a le poing fermé, ce
qu'il fait avec une certaine énergie, si on l'engage à
ouvrir les doigts pendant qu'on les tient modérément
comprimés, il ne peut vaincre la résistance. Il existe

de l'anesthésie à la surface cutanée, mais à un degré peu marqué (bains entiers, douches locales et boissons purgatives pendant vingt jours à l'établissement thermal).

Au départ, les fonctions intestinales étaient régularisées, la contractilité des muscles extenseurs s'était notablement accrue, les masses musculaires étaient plus fermes.

L'année suivante, M. G... revint à Balaruc ; les avant-bras, beaucoup plus nourris, avaient récupéré une énergie de contactilité très-grande; les fonctions intestinales s'étaient maintenues dans une régularité parfaite. Il venait à nos eaux, à titre de reconnaissance, et il ne resta que quelques jours.

OBSERVATION XVIII.
Scrofule confirmée.

Mlle Antoinette P... de Mèze, 13 ans, a eu dans les premières années des glandes au cou qui ont suppuré ; elle a eu des croûtes à la tête.

Peu développée pour son âge, elle est pâle ; la bouffissure du visage contraste avec la gracilité des membres. Elle a actuellement les yeux, la bouche et le nez malades. Une blépharite ciliaire chronique a dégarni de cils les paupières inférieures ; le bord de la paupière gauche est hypertrophié et sensiblement relevé. Quelques vésicules d'herpès siégent à la commissure gauche. En outre, il y a un coryza chronique très-intense, avec inflammation et hypertrophie de la membrane interne des fosses nasales. Le nez a augmenté de volume. La matière expulsée est sans odeur ; c'est un mucus purulent.

L'état général est assez bon ; la jeune fille mange bien et n'a pas de diarrhée.

Un traitement de dix-huit jours, trop court à mon avis, fut fait à l'établissement thermal, en septembre 1875. Une légère amélioration paraissait à la fin : les paupières était moins rouges et l'écoulement nasal moins abondant. Mais les véritables progrès survinrent après la cure.

L'année suivante, à son retour à Balaruc, je pus constater un changement complet dans la santé de la malade : les membres s'étaient développés ; le coryza avait cessé ; les lèvres étaient revenues à un volume à peu près normal.

La deuxième saison ne consista uniquement que dans la boisson minérale, et la santé, après cela, me parut tout à fait raffermie.

OBSERVATION XIX.

Arthrite chronique (d'origine traumatique).

M. Paul M..., directeur des messageries à Millau (Aveyron), âgé de 27 ans, d'un tempérament lymphatique et nerveux, d'une constitution moyenne, se fit, en sautant un mur, une entorse au genou gauche, qui dégénéra en arthrite chronique.

Après trois mois de souffrance et d'impotence complète du membre, M. M... vint à Balaruc pour suivre un traitement à l'établissement Labat.

Je constate une tuméfaction considérable du genou gauche, de l'engorgement péri-articulaire sans chaleur à la peau ; un épanchement séreux dans la cavité articulaire ; de la raideur dans le membre ; douleurs vives pendant les mouvements imprimés, plus sourdes dans le repos ; atrophie légère des muscles du mollet ; flaccidité considérable de tout le membre affecté. L'état général paraît satisfaisant.

Le malade ne marche qu'avec des crosses et ne s'appuie que sur la jambe droite.

Le traitement consiste en cataplasmes de boues minérales, en bains entiers et en boisson minérale à doses toniques. Dans la dernière moitié de la cure, plusieurs douches locales suivent immédiatement l'application des boues.

Le succès fut complet : l'articulation malade reprit ses dimensions ordinaires, la douleur disparut et la marche devint facile.

J'ai revu M. M... dix mois plus tard ; il ne restait à sa jambe aucune trace de maladie.

OBSERVATION XX.

Rhumatisme articulaire.

Mme Sophie C..., de Camarès (Aveyron), âgée de 48 ans, journalière, fut atteinte, il y a trois ans, d'un rhumatisme aigu et généralisé qui la retint au lit pendant plusieurs jours.

Plus tard, elle garda des douleurs fixes dans les poignets et dans les articulations des deux membres pelviens, erratiques dans la nuque, les épaules et les lombes. Elle a cessé depuis toute espèce de travail.

Arrivée à Balaruc au mois d'août 1875, elle fit usage des eaux de la source communale.

Avant le traitement, les poignets étaient enflés, douloureux, et les mouvements des mains à peu près impossibles. Le genou droit présentait aussi un gonflement notable. La malade éprouvait dans toutes les jointures des membres des douleurs plus ou moins intenses. La région lombaire et l'épaule droite étaient en ce moment le siége de douleurs assez vives, que Mme C... attribuait à la fatigue du voyage. L'état général paraissait satisfaisant.

Après dix-huit jours de traitement, composé de bains généraux, de boues, de boisson minérale laxative, et de quelques douches locales, les douleurs avaient disparu et les engorgements articulaires s'étaient entièrement réduits.

OBSERVATION XXI.

Hémiplégie droite (suite d'apoplexie).

M. Th..., 47 ans, négociant à Bordeaux, d'un tempérament lymphatique et sanguin, d'une constitution très-forte, fut atteint, au mois de décembre 1875, d'une attaque subite qui le surprit dans ses occupations. Pris

de vertige et obligé de s'assoir, M. T... se vit tout à
coup privé de la parole sans que les facultés intellectuelles fussent en rien lésées. En même temps se décla-
rait une hémiplégie droite qui tint. le malade au lit
pendant plusieurs jours. L'aphonie, qui se montra dès
le début, céda, au moins en partie, à l'emploi. de révulsifs énergiques qui furent tout de suite appliqués. Mais
la faiblesse du côté droit persista jusqu'au moment où
M. T... vint à Balaruc.

C'était six mois après l'attaque. Je constate une gêne
dans l'articulation des sons, une faiblesse du membre
inférieur droit qui oblige M. T... à s'appuyer sur sa
canne. La pointe du pied traîne sur le sol à chaque pas.
La contraction des muscles, dans le membre supérieur,
se fait avec une certaine force, mais la précision des
mouvements fait encore défaut ; le malade ne peut
écrire. Un certain degré d'anesthésie se rencontre dans
tout le côté gauche, mais plus accentué dans la pulpe
des doigts. A ces symptômes se joignent une constipation tenace et une asthénie complète de l'appareil géné-
rateur.

Traité par les bains et les douches, et par la boisson
minérale à doses purgatives, M. T... vit rapidement
disparaître presque tous les symptômes de sa paralysie.
Dix jours après, il oubliait sa canne. Un peu plus tard,
il fournissait sans fatigue une très-longue promenade,
et sa main, devenue plus habile, lui permettait d'écrire
des lettres. A son départ, la parole n'éprouvait plus de
gêne ; il put se considérer comme complétement guéri.

Au mois de septembre de la même année, M. T... fit
une seconde cure qui acheva de donner à ses membres
toute leur intégrité fonctionnelle. Aujourd'hui, il ne
reste plus rien de cette grave maladie.

M. H..., 40 ans, capitaine de cavalerie, d'un tempérament nerveux et bilieux, éprouva, en 1863, les premières atteintes de sa maladie. Des vertiges et des troubles de la vue, s'accompagnant bientôt d'une certaine
gêne dans les jambes, signalèrent le début. Ces phénomènes durèrent quelque temps avec des alternatives
dans leur degré d'intensité, puis survinrent des douleurs térébrantes à la nuque et dans les lombes. Insen-
siblement le malade éprouva plus de difficulté à marcher et une notable obtusion de la sensibilité des pieds;
il devint sujet à des rétentions d'urine pénibles et à la
constipation.

A plusieurs reprises, M. H... tente de lutter contre
ces accidents par des traitements sérieux ; ni l'hydrothérapie , ni l'application de pointes de feu le long du
rachis n'apportent d'amélioration durable. Deux saisons
thermales faites, l'une à Barèges, l'autre à Amélie, de-
meurent à peu près inefficaces.

Enfin, après treize années de souffrance et d'aggravation de son état, le malade se décide, sur les conseils
de M. le professeur Fonssagrives, à essayer des eaux

de Balaruc. Il vient à l'établissement thermal vers le milieu de mai 1876. Appelé pour lui donner des soins, je constatai l'état suivant : amaigrissement général assez marqué ; marche peu sûre pendant quelques centaines de pas sans bâton, départ hésitant et convulsif, raideur du tronc et des membres qui rasent le sol. Sa tête est inclinée en avant, et les yeux sont fixés sur le sol pour assurer la marche. Vertiges dès que le malade tourne le corps ou la tête ; s'il rapproche les pieds, l'équilibration est difficile ; s'il ferme les yeux, elle est impossible ; le soir il peut avec peine se conduire ; la sensibilité des pieds est confuse. Obtusion de la vue, sans désordre apparent dans les yeux. Diminution de la caloricité aux jambes et aux pieds, avec fourmillements qui se font sentir aux mains. Barre hypogastrique ; constipation ; paresse de la vessie ; envies fréquentes d'uriner ; quelques douleurs dans la région lombaire ; bon sommeil ; bon appétit ; irritabilité nerveuse très-marquée ; intelligence nette.

Pendant vingt-deux jours, M. H... prend une quinzaine de bains entiers, huit douches, une boisson minérale laxative chaque matin.

A son départ, il y avait un mieux manifeste : diminution de la paresse du rectum et de la vessie ; moins de raideur dans les jarrets et la colonne vertébrale ; équilibration plus facile ; marche plus ferme et soutenue ; état presque normal de la sensibilité des membres pelviens ; persistance de la barre hypogastrique.

OBSERVATION XXIII.

Paraplégie.

M. V..., marchand à Toulouse, âgé de 51 ans, d'un tempérament nerveux, d'une bonne constitution, fut atteint, au mois d'août 1875, d'une faiblesse paralytique qui gagna d'abord le membre inférieur droit (saison à Lamalou et hydrothérapie). L'hiver se passa sans aggravation des accidents, mais la faiblesse de la jambe persista au même degré. La marche était possible, mais elle fatiguait bientôt le malade.

Au mois d'avril 1876, un sentiment de froid fut éprouvé par M. V... dans tout le membre pelvien du côté gauche, avec fourmillement dans les orteils. Peu de temps après, la faiblesse gagnait le membre, et le malade ne put marcher qu'avec l'aide de crosses. La vessie et le rectum ont continué à fonctionner passablement.

Il arrive à Balaruc au mois de juin 1876; il s'installe à l'établissement Bidon.

Je constate une paraplégie très-accusée, portant sur la sensibilité et surtout sur la motilité. La sensibilité de la plante des pieds est très-obtuse. Une douleur sourde siége dans les lombes; au niveau du sacrum la sensibilité parait exaltée (le moindre choc avec la pointe du crayon provoque chez le malade un soubresaut de tout le corps). Rien d'anormal du côté de la vessie; le rectum est paresseux. La santé générale est satisfaisante.

Bains généraux, pédiluves, et tous les deux jours une douche ; boisson laxative prise le matin à jeun.

Au bout de dix-huit jours, mieux considérable. Le malade laisse sa canne ; il marche lentement, mais avec assurance ; il monte de même un escalier.

Cependant il ne peut remuer aucun des orteils du pied droit. Gêne réelle pour mettre sa chaussure, mais sans inconvénient pour la marche.

OBSERVATION XXIV.

État profond d'asthénie (avec accidents ataxiques).

M. D..., de Saint-Étienne, directeur du Crédit Lyonnais, âgé de 40 ans, d'un tempérament lymphatique et nerveux, d'une constitution moyenne, très-actif, exempt de maladies jusqu'en 1871. A cette époque, il fut investi de hautes fonctions administratives qui l'amenèrent à se dépenser outre mesure en préoccupations, en veilles, en fatigues de toute espèce. Plus tard survinrent aussi de grandes douleurs de famille, et M. D... commença à éprouver, il y a un an, des vertiges passagers.

Bientôt il fut obligé d'écouter un sentiment de lassitude et de faiblesse générale qui allait en empirant.

Le 15 avril 1876, survient un nouveau vertige qui, cette fois, s'accompagne d'une chute violente et devient le point de départ d'un état de langueur et de faiblesse tel, que M. D... doit garder le lit pendant six semaines. A partir de ce moment, les vertiges apparaissent à chaque mouvement du corps ; la vue faiblit ; les extrémités inférieures sont le siége de fourmillements et leur faiblesse musculaire se prononce davantage. Les digestions sont laborieuses, les vomissements fréquents.

Grâce aux soins éclairés de M. le D' Tardieu, une amélioration sensible fut enfin obtenue, et le malade put sans trop de peine faire le voyage de Balaruc.

Il présentait alors une pâleur et un amaigrissement marqués, de la dilatation des pupilles et une diplopie irrégulière qui faisait fermer un œil au malade lorsqu'il voulait fixer un objet ; des vertiges dans les mouvements brusques de la tête ou du corps. Je m'assurai aussi que la contractilité musculaire, soit aux mains, soit aux pieds, était très-affaiblie, mais que tous les mouvements simples et isolés s'y faisaient parfaitement. Dès que le malade voulait se mouvoir, il éprouvait une raideur et un poids de tout le corps qui l'obligeaient à prendre élan plusieurs fois pour se lever de son siége. La marche était hésitante, saccadée, puis un peu précipitée ; la résistance du sol sensiblement confuse. Les yeux y étaient fixés, sans quoi l'équilibration faisait défaut. — La constipation était habituelle, tenace ; il y avait sentiment de barre hypogastrique ; les digestions assez difficiles et les vomissements fréquents. Mais ce qui dominait la scène et donnait un cachet particulier à cet ensemble morbide, c'était, comme me l'écrivit M. le D' Tardieu, l'asthénie générale et profonde.

Le traitement se fit à l'établissement thermal.

Des bains généraux courts, la boisson minérale à dose tonique ou laxative, selon les indications quotidiennes et la susceptibilité du malade, quelques douches modérées le long du rachis et des membres, seulement à la fin du traitement, furent les moyens employés.

Grâce à eux, une amélioration notable fut obtenue. Elle se traduisait, au départ du malade, par plus de force générale, par plus d'assurance dans la marche, malgré un peu de fatigue causée par le traitement ; enfin, par la disparition à peu près complète des troubles de la vision.

Au mois d'octobre de la même année, nouvelle cure à Balaruc, suivie des mêmes résultats.

L'économie a plus de ton, les fonctions digestives se font bien, et la marche est beaucoup plus sûre.

Tout fait espérer dans quelque temps une complète guérison.

OBSERVATION XXV.

Hémiplégie gauche (suite d'apoplexie).

Mme B..., âgée de 30 ans, couturière, de Crest, d'une constitution moyenne et d'un tempérament nerveux, a eu déjà cinq enfants qu'elle a successivement nourris. Elle a joui d'une bonne santé jusqu'à l'année 1875, époque où elle a été prise de démangeaisons violentes dans tout le corps. En même temps survenaient des irrégularités notoires dans l'apparition et la durée des écoulements menstruels. Après deux mois de cet état, Mme B... est subitement frappée d'attaque avec perte de connaissance (septembre 1875). Une hémiplégie gauche se déclare : la bouche est tournée ; la parole reste difficile. L'atteinte qu'ont subie les facultés intellectuelles se traduit par un défaut de mémoire évident, qui persiste après l'accident. Une constipation difficile à vaincre s'ajoute à tous ces désordres.

De mois en mois cet état s'est amélioré, mais dans des proportions bien faibles.

Mme B... arrive à Balaruc au milieu du mois d'août 1876, afin de suivre un traitement. Elle se loge à l'établissement Bidon. A cette époque, je constate un état d'amaigrissement marqué, une mobilité et une impressionnabilité nerveuses très-grandes. La bouche est un peu déviée à droite, la parole s'articule facilement, mais la mémoire des mots fait souvent défaut. La paralysie de la sensibilité et de la motilité des membres du côté gauche est à un degré très-marqué. La jambe fauche fortement et la pointe du pied racle le sol. Les fléchisseurs du bras sont sensiblement contracturés ; la main est à peu près sans force. La paresse intestinale persiste au même degré.

Le traitement, commencé dès le lendemain, amène de promptes modifications. Au bout de six jours, la marche est plus facile, le pied ne traîne presque plus.

En même temps l'appétit se réveille, la malade prend de la couleur et voit ses forces augmenter. A la fin du traitement les progrès sont encore plus sensibles : Mme B... monte et descend toute seule l'escalier avec pas mal d'assurance. La main peut déjà lui servir.

OBSERVATION XXVI.

Scrofule (carie du tibia).

M. A..., instituteur à Villeneuve, âgé de 39 ans, d'un tempérament lymphatique, d'une constitution moyenne, fut atteint à l'âge de 14 ans d'une arthrite aiguë de l'articulation tibio-tarsienne gauche, qui amena des désordres profonds et passa à l'état chronique. Jusqu'à l'âge de 24 ans, M. A... eut à souffrir de sa jambe (ostéite des parties osseuses du cou-de-pied, fistules multiples, expulsion d'esquilles à des intervalles plus ou moins éloignés). A cette époque eut lieu une véritable cicatrisation, et la jointure, à demi-ankylosée, permit au malade de marcher sans trop de peine.

Dix ans plus tard, nouvelle poussée : ostéite de la malléole externe avec formation d'un abcès qui se vida par deux trajets fistuleux, mais sans issue de fragments nécrosés. Trois mois au lit. — A la suite de ces accidents, M. A.. vint à Balaruc au mois de septembre 1870. Cette cure améliora notablement l'état de la jambe, et un second traitement fait un mois plus tard décida de la guérison complète (ankylose, dégorgement des parties péri-articulaires, marche peu pénible et longtemps soutenue).

Enfin, dans le courant de l'année dernière, à la suite d'une course trop longue, survient une douleur au genou gauche, bientôt suivie d'accidents phlegmasiques

12

lents, mais qui persistent jusqu'au moment öù le malade revient une troisième fois à Balaruc.

Je constate un œdème considérable de tout le membre inférieur gauche, avec tuméfaction plus marquée dans la jambe. La peau, luisante et très-tendue, offre une couleur cuivreuse avec des taches plus sombres le long de la surface du tibia. L'articulation tibio-tarsienne, gonflée et à peu près complétement ankylosée, présente deux orifices fistuleux : l'un en avant, l'autre en haut et en arrière de la malléole externe, d'où suinte un liquide séro-purulent. Vers le milieu de la jambe et tout à fait en avant, une tuméfaction plus marquée indique du côté de l'os un travail morbide plus actif que dans les autres parties. Le long de la crête du tibia, le doigt perçoit à travers l'œdème des inégalités nombreuses, signes d'anciennes phlegmasies. Le membre tout entier, lourd et douloureux, ne sert que très-péniblement le malade. L'état général cependant paraît assez bon. Les digestions sont laborieuses.

M. A... prend les eaux à l'établissement Labat. Un traitement général et les moyens locaux sont simultanément prescrits : boisson minérale à dose tonique, boues appliquées autour de tout le membre et suivies des bains généraux, tels sont les moyens employés pendant les dix premiers jours; à la fin du traitement, des douches locales, en pluie et de courte durée, s'ajoutent aux pratiques précédentes.

Les résultats furent remarquables. Dès le milieu de la cure, l'abcès prætibial se fit jour à travers les téguments par un seul orifice, qui donna issue à une petite esquille et à une quantité considérable de pus. Cet écoulement se maintint jusqu'au départ du malade, mais en diminuant notablement pendant les derniers jours. En même temps, tout le membre diminua de volume ; le dégorgement fut très-rapide. M. A... put marcher avec autant de facilité qu'avant l'apparition des derniers accidents. Tout fait espérer qu'après quelques jours de repos, le travail réparateur que le traitement a provoqué aboutira à une guérison complète.

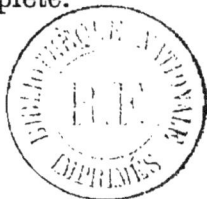

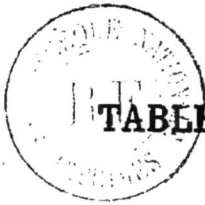

TABLE DES MATIÈRES.

C. COULET, Libraire-Éditeur

Grand'Rue, 5, A MONTPELLIER.

~~~~

Bertin (É.). De l'Embolie ; son étude critique, par E. BERTIN, professeur-agrégé à la Faculté de médecine de Montpellier, 1 vol. in-8° de 500 pages.   8 fr.

Castan (A.). Traité élémentaire des fièvres ; par le Dr A. CASTAN, professeur-agrégé à la Faculté de médecine de Montpellier, 2e édition, revue et augmentée. Montpellier, 1872, 1 vol. in-8° de 416 pages.   7 fr.

— Traité élémentaire des diathèses, par le Dr A. CASTAN, professeur-agrégé à la Faculté de médecine de Montpellier, 1867, 1 vol. in-8° de 468 pages.   6 fr.

Faucon (Louis). Guérison des vignes phylloxérées. Instructions pratiques sur le procédé de la submersion. Montpellier, 1874, in-8° de 156 pages.   2 fr. 50.

Fuster (J.) Monographie de l'affection catarrhale, 2e édition, 1865, in-8°.   7 fr.

Grasset. Étude clinique sur les affections chroniques des voies respiratoires d'origine paludéenne. In-4° de 132 pages. 1873.   3 fr. 50.

Garimond (E.). Traité théorique et pratique de l'avortement considéré au point de vue médical, chirurgical et médico-légal, par Émile GARIMOND, professeur-agrégé à la Faculté de médecine de Montpellier, 1869, 1 vol. in-8° de 476 pag.   7 fr. 50.

Jaumes, docteur en médecine, etc. Du glaucome. 1 vol. in-8° de 264 pages. Montpellier et Paris, 1865.   4 fr.

— Pathologie et thérapeutique de l'affection calculeuse, considérées dans leurs rapports avec les différents âges de la vie. 1 vol. in-8° de 148 pages. Montpellier et Paris, 1866. 3 fr. 50.

Lacassagne. De la putridité morbide et de la septicémie. Histoire des théories anciennes et modernes. In-8° de 138 pages. 1872.   3 fr. 50.

Loret et **A. Barrandon.** Flore de Montpellier, comprenant l'analyse descriptive des plantes Vasculaires de l'Hérault, leurs propriétés médicinales, les noms vulgaires et les noms patois, et un Vocabulaire des termes de botanique, avec une Carte du département, Montpellier, 1876, 2 vol. in-8°.   12 fr.

Montpellier. — Typographie de BOEHM & FILS.

www.ingramcontent.com/pod-product-compliance
Lightning Source LLC
Chambersburg PA
CBHW060600210326
41519CB00014B/3531